Cardiologia para o Internato

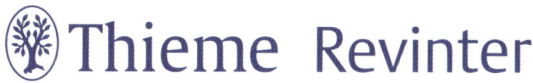

Cardiologia para o Internato
Uma Abordagem Prática

Priscila Tavares Vitoriano
Interna de Medicina pela Universidade Federal da Paraíba (UFPB)
Membro Presidente da Liga Acadêmica de Cardiologia e Cirurgia Cardíaca da Paraíba (2017-2019)

Valério Vasconcelos
Doutor em Cardiologia pela Faculdade de Medicina da Universidade de São Paulo (FMUSP)
Residência em Clínica Médica na Universidade Federal da Paraíba (UFPB)
Residência em UTI no Hospital de Base do Distrito Federal
Residência em Cardiologia no Instituto Dante Pazzanese de Cardiologia, SP
Residência em Ecocardiografia no Hospital do Servidor Público Estadual de São Paulo
Pós-Graduação *Lato Sensu* em Gestão Hospitalar – MBA
Pós-Graduação em Nutrologia pela Associação Brasileira de Nutrologia (ABRAN)
Título de Especialista em Cardiologia pela Sociedade Brasileira de Cardiologia (SBC) e pela Associação Médica Brasileira (AMB)
Membro Titulado da SBC
Membro da Sociedade de Cardiologia do Estado de São Paulo (SOCESP)
Cardiologista Pesquisador no Núcleo de Pesquisas Clínica e Experimental em Cardiologia (NUPECC) e no Instituto do Coração da FMUSP

Thieme
Rio de Janeiro • Stuttgart • New York • Delhi

Dados Internacionais de Catalogação na Publicação (CIP)

V331c

Vitoriano, Priscila Tavares
Cardiologia para o Internato: Uma Abordagem Prática / Valério Vasconcelos & Priscila Tavares Vitoriano – 1. Ed. – Rio de Janeiro – RJ: Thieme Revinter Publicações, 2019.

186 p.: il; 16 x 23 cm.

Inclui Índice Remissivo e Bibliografia
ISBN 978-85-5465-195-4

1. Cardiologia. 2. Eletrocardiograma. I. Vasconcelos, Valério. II. Título.

CDD: 616.1207547
CDU: 616.12-073.73

Contato com o autor:
VALÉRIO VASCONCELOS
vasconsp@hotmail.com

Nota: O conhecimento médico está em constante evolução. À medida que a pesquisa e a experiência clínica ampliam o nosso saber, pode ser necessário alterar os métodos de tratamento e medicação. Os autores e editores deste material consultaram fontes tidas como confiáveis, a fim de fornecer informações completas e de acordo com os padrões aceitos no momento da publicação. No entanto, em vista da possibilidade de erro humano por parte dos autores, dos editores ou da casa editorial que traz à luz este trabalho, ou ainda de alterações no conhecimento médico, nem os autores, nem os editores, nem a casa editorial, nem qualquer outra parte que se tenha envolvido na elaboração deste material garantem que as informações aqui contidas sejam totalmente precisas ou completas; tampouco se responsabilizam por quaisquer erros ou omissões ou pelos resultados obtidos em consequência do uso de tais informações. É aconselhável que os leitores confirmem em outras fontes as informações aqui contidas. Sugere-se, por exemplo, que verifiquem a bula de cada medicamento que pretendam administrar, a fim de certificar-se de que as informações contidas nesta publicação são precisas e de que não houve mudanças na dose recomendada ou nas contraindicações. Esta recomendação é especialmente importante no caso de medicamentos novos ou pouco utilizados. Alguns dos nomes de produtos, patentes e design a que nos referimos neste livro são, na verdade, marcas registradas ou nomes protegidos pela legislação referente à propriedade intelectual, ainda que nem sempre o texto faça menção específica a esse fato. Portanto, a ocorrência de um nome sem a designação de sua propriedade não deve ser interpretada como uma indicação, por parte da editora, de que ele se encontra em domínio público.

© 2019 Thieme
Todos os direitos reservados.
Rua do Matoso, 170, Tijuca
20270-135, Rio de Janeiro – RJ, Brasil
http://www.ThiemeRevinter.com.br

Thieme Medical Publishers
http://www.thieme.com

Capa: Thieme Revinter Publicações Ltda.
Imagem da capa: Projetada por Macrovector/ Freepik

Impresso no Brasil por Zit Editora e Gráfica Ltda.
5 4 3 2 1
ISBN 978-85-5465-195-4

Todos os direitos reservados. Nenhuma parte desta publicação poderá ser reproduzida ou transmitida por nenhum meio, impresso, eletrônico ou mecânico, incluindo fotocópia, gravação ou qualquer outro tipo de sistema de armazenamento e transmissão de informação, sem prévia autorização por escrito.

AGRADECIMENTOS

Agradeço, inicialmente, aos acadêmicos de medicina da Universidade Federal da Paraíba que, em 2009, unidos pela paixão em estudar Cardiologia e aprofundar seus conhecimentos na área, fundaram a Liga Acadêmica de Cardiologia e Cirurgia Cardíaca da Paraíba (LACC-UFPB). Agradeço, também, a todos os professores orientadores que, ao longo desses anos, se empenharam em fazer com que a Liga prosperasse.

Agradeço grandemente ao Dr. Valério Vasconcelos pelo convite e confiança para ajudar a coordenar este projeto tão lindo e enriquecedor e por todo o seu zelo para que ele fosse executado com tamanha excelência.

Agradeço a todos os colegas que aceitaram participar da escrita deste livro e por terem o feito com dedicação, pois foi isso que permitiu a realização desta obra. Por fim, agradeço a todos os amigos e familiares que acompanharam de perto e nos apoiaram neste trajeto, sempre mostrando que nossos sonhos podem tornar-se realidade se, com esforço e dedicação, fizermos por onde.

Priscila Tavares Vitoriano

APRESENTAÇÃO

Este livro discorre conceitos complexos de forma didática e objetiva, escrito de forma simples, de fácil leitura, sem perder a essência.

Por acreditarmos que toda decisão terapêutica deve ser tomada baseando-se em evidências científicas, tentamos apresentar aos leitores o nível de evidência reconhecido para cada um dos diagnósticos e condutas. Também procuramos preencher as necessidades educacionais de leitores com formações variadas.

Em suma, trata-se de uma obra da melhor qualidade, destinada aos apaixonados pela cardiologia.

Esperamos que este livro auxilie no aprendizado de estudantes, pós-graduandos, pesquisadores e profissionais dessa magnífica especialidade.

Gostaria de parabenizar e agradecer a todos os autores, que são o alicerce desta publicação.

Para mim, ser editor deste livro é um privilégio que me deixa profundamente agradecido e extremamente honrado. É motivo de júbilo.

Valério Vasconcelos

COLABORADORES

ANDRÉ LOUREIRO FERNANDES
Interno de Medicina pela Universidade Federal da Paraíba (UFPB)
Membro da Liga Acadêmica de Cardiologia e Cirurgia Cardíaca da Paraíba (2017-2018)

ANDRÉ MACHADO MIRANDA
Interno de Medicina pela Universidade Federal da Paraíba (UFPB)

ÁQUILA MATOS SOARES
Interno de Medicina pela Universidade Federal da Paraíba (UFPB)

ARISTIDES MEDEIROS LEITE
Médico pela Universidade Federal da Paraíba (UFPB)
Residência em Clínica Médica pela UFPB
Mestre em Desenvolvimento Humano pela UFPB
Doutor em Produtos Naturais e Sintéticos Bioativos pela UFPB
Professor Adjunto do curso de Medicina da UFPB

ARTUR GUILHERME HOLANDA LIMA
Interno de Medicina pela Universidade Federal da Paraíba (UFPB)

ELTON LUIZ DE ARAÚJO MEDEIROS
Interno de Medicina pela Universidade Federal da Paraíba (UFPB)
Membro da Liga Acadêmica de Cardiologia e Cirurgia Cardíaca da Paraíba (2017-2019)

ERIKA MIRANDA VASCONCELOS
Interna de Medicina pela Universidade Federal da Paraíba (UFPB)

GABRIEL PELEGRINETI TARGUETA
Médico pela Universidade Federal do Espírito Santo (UFES)
Residência em Clínica Médica pela Escola Paulista de Medicina da Universidade Federal de São Paulo (EPM-UNIFESP)
Residência em Cardiologia pelo Instituto Dante Pazzanese de Cardiologia, SP
Título de Especialista em Cardiologia (TEC) pela Sociedade Brasileira de Cardiologia (SBC)
Título de Proficiência em Arritmia Clínica pela Sociedade Brasileira de Arritmias Cardíacas (SOBRAC)
Membro Habilitado do Departamento de Estimulação Cardíaca Artificial da Sociedade Brasileira de Cirurgia Cardiovascular (DECA-SBCCV)
Cardiologista do Hospital Universitário Lauro Wanderley (HULW) da Universidade Federal da Paraíba (UFPB)

HELENA DE AGUIAR ACIOLI LINS
Interna de Medicina pela Universidade Federal da Paraíba (UFPB)

HIAGO DANTAS MEDEIROS
Interno de Medicina pela Universidade Federal da Paraíba (UFPB)

ÍCARO LUAN CORDEIRO DA COSTA MOURA
Interno de Medicina pela Universidade Federal da Paraíba (UFPB)
Membro da Liga Acadêmica de Cardiologia e Cirurgia Cardíaca da Paraíba (2018-2019)

ISABELA CARLA LINS DA NÓBREGA
Interna de Medicina pela Universidade Federal da Paraíba (UFPB)
Membro da Liga Acadêmica de Cardiologia e Cirurgia Cardíaca da Paraíba (2018-2019)

JÚLIA GABRIELA DE SOUZA BASTOS E SANTOS
Interna de Medicina pela Universidade Federal da Paraíba (UFPB)

MARIA ÂNGELA GONÇALVES FRANCO
Interna de Medicina pela Universidade Federal da Paraíba (UFPB)

MARIA BEATRIZ SARMENTO DE OLIVEIRA ABRANTES
Interna de Medicina pela Universidade Federal da Paraíba (UFPB)

MÁRIO CÉSAR SOARES XAVIER FILHO
Interno de Medicina pela Universidade Federal da Paraíba (UFPB)
Membro da Liga Acadêmica de Cardiologia e Cirurgia Cardíaca da Paraíba

MIRELY GOMES GADELHA DE OLIVEIRA
Interna de Medicina pela Universidade Federal da Paraíba (UFPB)

NATHALIA CRISTINA MACHADO IMMISCH
Interna de Medicina pela Universidade Federal da Paraíba (UFPB)

RAYANNE KALINNE NEVES DANTAS
Interna de Medicina pela Faculdade de Medicina Nova Esperança (FAMENE)

TIAGO BRUNO CARNEIRO DE FARIAS
Médico pela Universidade Federal da Paraíba (UFPB)
Residente de Clínica Médica do Hospital Universitário Lauro Wanderley da UFPB

VALESKA CARVALHO DANTAS DE FRANÇA
Interna de Medicina pela Universidade Federal da Paraíba (UFPB)
Membro e Vice-Presidente da Liga Acadêmica de Cardiologia e Cirurgia Cardíaca da Paraíba (2017-2019)

VICTOR SAMPAIO GREENHALGH
Interno de Medicina pela Universidade Federal da Paraíba (UFPB)

SUMÁRIO

CAPÍTULO 1   SEMIOLOGIA CARDIOVASCULAR 1
Victor Sampaio Greenhalgh ▪ Helena de Aguiar Acioli Lins ▪ André Machado Miranda

CAPÍTULO 2   EXAMES COMPLEMENTARES EM CARDIOLOGIA 11
Erika Miranda Vasconcelos ▪ Mirely Gomes Gadelha de Oliveira

CAPÍTULO 3   ELETROCARDIOGRAMA NORMAL 23
Priscila Tavares Vitoriano ▪ Mário César Soares Xavier Filho ▪ Aristides Medeiros Leite

CAPÍTULO 4   HIPERTENSÃO ARTERIAL SISTÊMICA 31
Elton Luiz de Araújo Medeiros ▪ Priscila Tavares Vitoriano ▪ Aristides Medeiros Leite

CAPÍTULO 5   INSUFICIÊNCIA CARDÍACA 45
Ícaro Luan Cordeiro da Costa Moura ▪ Priscila Tavares Vitoriano ▪ Aristides Medeiros Leite

CAPÍTULO 6   ANGINA ESTÁVEL 55
Rayanne Kalinne Neves Dantas ▪ Isabela Carla Lins da Nóbrega
Tiago Bruno Carneiro de Farias

CAPÍTULO 7   TROMBOEMBOLISMO PULMONAR 63
Isabela Carla Lins da Nóbrega ▪ Valeska Carvalho Dantas de França
Tiago Bruno Carneiro de Farias

CAPÍTULO 8   FEBRE REUMÁTICA 73
André Loureiro Fernandes

CAPÍTULO 9   VALVOPATIAS 81
André Loureiro Fernandes ▪ Ícaro Luan Cordeiro da Costa Moura

CAPÍTULO 10   ENDOCARDITE INFECCIOSA 91
Artur Guilherme Holanda Lima ▪ Áquila Matos Soares

CAPÍTULO 11   MIOCARDIOPATIAS 97
Priscila Tavares Vitoriano ▪ Mário César Soares Xavier Filho

CAPÍTULO 12   TAQUIARRITMIAS 103
Júlia Gabriela de Souza Bastos e Santos ▪ Nathalia Cristina Machado Immisch
Gabriel Pelegrineti Targueta

CAPÍTULO 13   FIBRILAÇÃO ATRIAL 111
Mirely Gomes Gadelha de Oliveira ▪ Erika Miranda Vasconcelos

CAPÍTULO 14   BRADIARRITMIAS 117
Nathalia Cristina Machado Immisch ▪ Maria Ângela Gonçalves Franco

CAPÍTULO 15   NOÇÕES SOBRE MARCAPASSO CARDÍACO 125
Hiago Dantas Medeiros ▪ Maria Beatriz Sarmento de Oliveira Abrantes

CAPÍTULO 16   SÍNDROME CORONARIANA AGUDA 133
Mário César Soares Xavier Filho ▪ Valeska Carvalho Dantas de França
Tiago Bruno Carneiro de Farias

CAPÍTULO 17   EDEMA AGUDO DE PULMÃO 143
Rayanne Kalinne Neves Dantas ▪ Priscila Tavares Vitoriano

CAPÍTULO 18   PERICARDITE AGUDA E TAMPONAMENTO CARDÍACO 149
Maria Ângela Gonçalves Franco ▪ Júlia Gabriela de Souza Bastos e Santos
Aristides Medeiros Leite

CAPÍTULO 19   EMERGÊNCIAS HIPERTENSIVAS 157
Valeska Carvalho de França ▪ Tiago Bruno Carneiro de Farias

ÍNDICE REMISSIVO 165

Cardiologia para o Internato

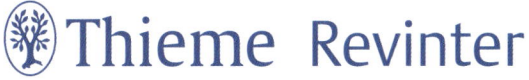

SEMIOLOGIA CARDIOVASCULAR

Victor Sampaio Greenhalgh
Helena de Aguiar Acioli Lins
André Machado Miranda

EXAME CARDÍACO

Localizado no mediastino médio (Fig. 1-1), o coração tem o tamanho aproximado de uma mão fechada e trabalha para impulsionar o sangue para todos os locais do corpo. Possui duas câmaras, formadas por dois átrios e dois ventrículos. O átrio direito (AD) recebe o sangue pouco oxigenado vindo de todas as partes do corpo pelas veias cavas superior e inferior. Esse sangue passa para o ventrículo direito (VD), que o bombeia através das artérias pulmonares para o pulmão, onde será oxigenado. Posteriormente, o sangue já oxigenado chega ao átrio esquerdo (AE) através das veias pulmonares e passa para o ventrículo esquerdo (VE), que o impulsiona para a aorta, de onde será distribuído para o restante do corpo. Todo esse processo ocorre de forma cíclica, sendo denominado ciclo cardíaco, com um período de alongamento e enchimento ventricular – diástole – e um período de encurtamento e esvaziamento ventricular – sístole.

Anamnese

Para o raciocínio clínico, são fundamentais os dados obtidos durante a anamnese, que incluem todos os elementos de identificação, antecedentes pessoais, antecedentes familiares, hábitos de vida e condições socioculturais do paciente.

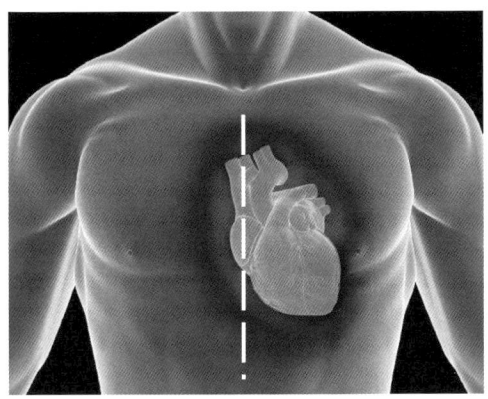

Fig. 1-1. Localização do coração no corpo humano.

No interrogatório sistemático da avaliação cardiovascular, é de extrema importância questionar o paciente sobre dor cardíaca, palpitações, dispneia, tosse e expectoração, chiados, hemoptise, lipotimia, síncope, alterações do sono, cianose, edema, astenia e atitude. Tais sinais e sintomas, quando presentes, devem ser detalhados na entrevista médica, quanto a data de ocorrência, localização, irradiação, duração, intensidade, fatores desencadeantes, agravantes e atenuantes e manifestações concomitantes.

Nos capítulos subsequentes serão descritos, para cada patologia abordada, os sinais e sintomas associados.

Inspeção

Deve ser realizada inicialmente com um ângulo de visão tangencial ao tórax do paciente, em busca de pulsações anormais na região torácica e cervical. Posteriormente, o examinador deve posicionar-se junto aos pés do paciente, para uma visão frontal. Na inspeção, se avaliam abaulamentos, retrações e pulsações.

Abaulamentos e Retrações

No geral, os abaulamentos e retrações torácicos por causa visceral decorrem do aparelho respiratório. Quando a causa é cardíaca, geralmente se nota em crianças portadoras de cardiopatias congênitas, com dilatações e hipertrofias. No adulto, os achados são mais raros e assumem características diferentes dependendo da etiologia. Os aneurismas de aorta, por exemplo, costumam causar abaulamento pulsátil na região precordial, na altura dos 2º e 3º espaços intercostais direitos (EID). No derrame pericárdico, o abaulamento aparece entre os 3º e o 6º espaços intercostais esquerdos (EIE), embora seja um achado raro nessa patologia.

Pulsações

Devem-se analisar a incisura jugular e as regiões supraclaviculares. A pulsação anormal na região supraesternal, na altura do 2º e do 3º EIE pode ser um achado normal em indivíduos magros, mas pode representar alterações, como insuficiência aórtica.

Palpação

Inicialmente, deve ser feita com o paciente em decúbito dorsal com inclinação do tronco por volta de 45º. Depois o paciente deve assumir o decúbito semilateral esquerdo, melhor para avaliação do ápice do coração, e, posteriormente, a posição sentada com ligeira inclinação para frente, melhor para avaliação da base do coração. Na palpação, é importante investigar e caracterizar o *ictus cordis,* possíveis frêmitos e/ou bulhas palpáveis.

Ictus cordis

O *ictus cordis* corresponde ao impulso do ápice do coração para fora, chocando-se com a parede torácica anterior. Por isso, condições que aumentem o diâmetro anteroposterior do tórax podem dificultar sua avaliação, como nos pacientes obesos, musculosos ou com mamas volumosas. Nesses casos, é ainda mais importante variar o decúbito na tentativa de encontrá-lo. De qualquer forma, é preciso caracterizá-lo em relação a localização, extensão, intensidade e mobilidade.

Localização

Sua localização varia de acordo com o biótipo do indivíduo. Nos normolíneos, localiza-se normalmente na intercessão do 5º EIE com a linha hemiclavicular esquerda (LHE).

Nos brevilíneos, cujo coração se encontra mais horizontalizado, o *ictus cordis* fica lateralizado, a 2 cm da LHE, na altura do 4º EIE. Já nos longilíneos, cujo coração é mais verticalizado, fica de 1 a 2 cm mais medial à LHE, na altura do 6º EIE. Para localizar o *ictus cordis*, primeiro se coloca a mão espalmada na região precordial, na posição estimada para encontrá-lo. Em seguida, com as palmas digitais é possível localizá-lo com mais precisão. Desvios de *ictus* podem ser causados por dilatações, hipertrofia de VE, derrame pleural e pneumotórax, sendo que, nesses dois últimos, os desvios ocorrem para o lado oposto ao da lesão.

Extensão
Normalmente mede de 1 a 2 polpas digitais. Quando for maior que 2 polpas, é chamado de *ictus* difuso.

Intensidade
É variável e depende da espessura torácica, do tamanho do VE, da frequência cardíaca e da força contrátil do coração. Encontra-se aumentada nas hipertrofias, dilatações de VE, insuficiência aórtica e estados circulatórios hipercinéticos, como no hipertireoidismo. Quando é muito intenso, conseguindo elevar o dedo do examinador, é chamado de *ictus* propulsivo.

Mobilidade
Normalmente é móvel, deslocando-se de 1 a 2 cm quando o paciente muda de posição. Para isso, é importante avaliá-lo primeiro em decúbito dorsal e depois em decúbito lateral esquerdo e direito. Em patologias como cardiomegalias, derrames pericárdicos e pericardites constritivas, a mobilidade pode estar alterada.

Frêmito Catário
Corresponde à sensação tátil vibratória produzida pela passagem do sangue por orifícios valvares ou nos grandes vasos, sendo a expressão palpatória de um sopro cardíaco. Assemelha-se a sensação de colocar a mão no pescoço de um gato quando ronrona, por isso a denominação "catário". A pesquisa deve ser feita com a mão espalmada na região precordial, aplicando uma leve pressão contra a pele do paciente. Os frêmitos de ápice são mais bem percebidos em decúbito lateral esquerdo, enquanto os sopros de base são mais bem percebidos na posição sentada com ligeira inclinação para frente. É preciso definir:

A) Localização.
B) Situação no ciclo cardíaco: se é coincidente ou não com o pulso carotídeo, se é sistólico, diastólico ou sistodiastólico.
C) Intensidade de vibração: medida pelo sistema de cruzes (+ a 4+).

Frêmito Pericárdico
Produzido pela fricção entre os folhetos pericárdicos afetados, como ocorre na pericardite aguda. Difere do frêmito catário por ser mais superficial e mais à esquerda no precórdio, no 2º e no 3º EIE junto ao esterno, assemelhando-se ao ruído do ranger de couro. As vibrações são irregulares, não têm relação cronológica perfeita com o ciclo cardíaco e a intensidade varia com a posição do paciente e com a pressão exercida pela mão do examinador (Quadro 1-1).

Quadro 1-1. Comparativo entre as Características dos Frêmitos Catário e Pericárdico

	Localização	Características	Causa
Frêmito catário	Precordial	Profundo, associado cronologicamente ao ciclo cardíaco, intensidade variável	Sopros cardíacos
Frêmito pericárdico	2º e 3º EIE junto ao esterno	Superficial, irregular, dissociado cronologicamente do ciclo cardíaco, intensidade variável	Alteração nos folhetos pericárdicos (p. ex., pericardite aguda)

Bulhas Palpáveis
É a sensação de impacto causada por uma bulha de grande intensidade, percebida como um choque seco no tórax do paciente. Ao encontrá-las, deve-se determinar a intensidade e a localização.

Ausculta
A ausculta do coração é uma etapa de grande importância no exame clínico cardiovascular. As doenças cardíacas, em muito, podem ser percebidas na ausculta, uma vez que elas vão modificar a forma como a dinâmica do músculo cardíaco se apresenta ao examinador.

Semiotécnica
É importante o paciente estar com o tórax despido e nas posições de decúbito dorsal horizontal, decúbito lateral esquerdo e sentado com o tórax semifletido. O examinador deverá estar ao lado direito do paciente. Além disso, o local para o exame deve ser tranquilo e sem barulhos externos, para não confundir a ausculta. Também é importante que as bulhas cardíacas sejam correlacionadas com o pulso do paciente para melhor determiná--las. Por fim, quando houver ruídos adventícios, deve-se auscultar as outras áreas cardíacas. Quanto às manobras inspiratórias, elas podem ser feitas para avaliação das bulhas: a apneia pós-inspiratória potencializa fenômenos no coração direito e no foco pulmonar, enquanto a apneia pós-expiratória acentua os eventos que ocorrem no coração esquerdo e no foco aórtico.

Focos de Ausculta
Existem quatro focos de ausculta principais no exame do coração e a ordem de ausculta pode ser determinada pelo examinador, sendo importante seguir sempre a mesma ordem para evitar que um deles não seja examinado. Os focos são (Fig. 1-2):

A) *Foco aórtico:* localizado no 2º espaço intercostal direito, na linha paraesternal direita.
B) *Foco pulmonar:* corresponde ao 2º espaço intercostal esquerdo, na linha paraesternal esquerda.
C) *Foco mitral:* corresponde ao 5º espaço intercostal esquerdo, na linha hemiclavicular esquerda.
D) *Foco tricúspide:* localizado na base do apêndice xifoide, ligeiramente à esquerda.

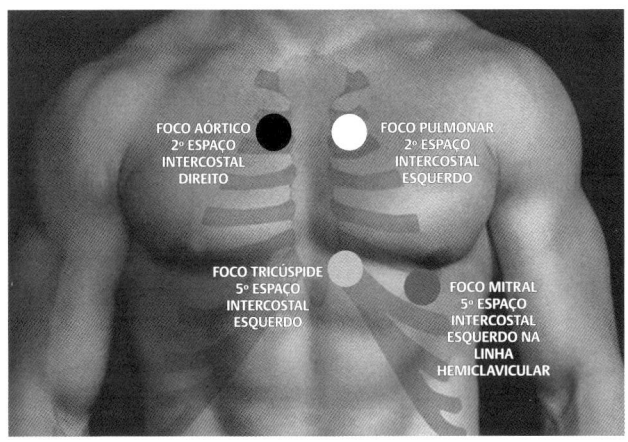

Fig. 1-2. Localização dos principais focos de ausculta cardíaca.

Bulhas Cardíacas

É importante o examinador auscultar foco a foco e relacionar a bulha cardíaca com o momento do ciclo do coração. Para isso, ele pode averiguar a pulsação e, assim, determinar a bulha (Fig. 1-3).

1ª bulha (B_1)

Representa o momento em que as valvas tricúspide e mitral se fecham. Essa bulha ocorrerá juntamente com o *ictus cordis* e com o pulso carotídeo. Sua duração é um pouco maior que a segunda bulha, de altura mais grave e é representada pelo som *"TUM"*. A primeira bulha é melhor audível no foco mitral.

2ª bulha (B_2)

É originada pelo fechamento das valvas aórtica e pulmonar, precedendo a diástole cardíaca. Ela possui um som mais seco e breve em relação à primeira, sendo representada pelo som *"TA"*. A segunda bulha é melhor audível nos focos da base do coração, sendo mais evidente no foco pulmonar em crianças e no foco aórtico nos adultos.

A B_2, na inspiração, poderá apresentar um desdobramento fisiológico, pois o componente pulmonar da bulha é retardado nesse momento da respiração.

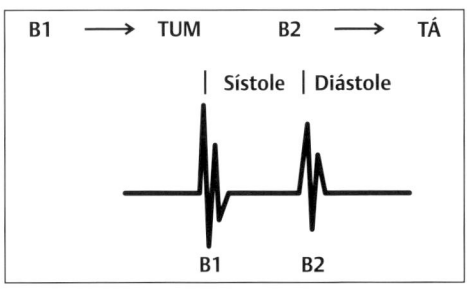

Fig. 1-3. Sonograma das bulhas cardíacas B1 e B2.

Alterações na Ausculta Cardíaca
Alterações das Bulhas Cardíacas
- *Ritmo:* o ritmo normal corresponde ao ciclo B_1 e B_2, podendo existir variações com a respiração. Quando há mudança na sequência normal (B_1 e B_2/TUM-TA TUM-TA), que pode ser provocado por fibrilação atrial e extrassístoles, por exemplo, diz-se que houve uma alteração no ritmo cardíaco.
- *Frequência:* a frequência cardíaca normal em adultos é entre 50 e 100 batimentos por minuto (bpm). Se for menor que 50 bpm, o indivíduo estará com bradicardia e, se for acima de 100 bpm, o indivíduo estará com taquicardia.
- *Intensidade:* as bulhas cardíacas podem ser percebidas quanto à sua intensidade de três modos: normofonéticas (normal), hipofonéticas (diminuída) e hiperfonéticas (aumentada). Os fatores que alteram a intensidade das bulhas são diversos, como alterações anatômicas, variação da velocidade de fechamento das valvas, força de contratilidade do miocárdio, volume sanguíneo e espessura do tórax.

As alterações de B_1 podem estar associadas com a posição das valvas atrioventriculares no momento da sístole ventricular. Quando essas valvas estão baixas, elas percorrem uma maior distância até fechar, gerando a hiperfonese. Situações nas quais encontramos essa alteração são aquelas cujo enchimento ventricular completo não é conseguido: taquicardias, extrassístoles e hipertireoidismo. Além disso, crianças com o tórax muito pequeno também podem apresentar hiperfonese de B_1.

A hipofonese de B_1 está relacionada a fatores que diminuem a velocidade e a força contrátil do miocárdio, como na insuficiência cardíaca e no choque cardiogênico, por exemplo. Ademais, condições nas quais a distância do estetoscópio ao músculo cardíaco esteja aumentada (pessoas musculosas ou obesas), no geral, também causarão hipofonese das bulhas.

As alterações de B_2 possuem causas semelhantes às alterações de B_1. A localização das valvas aórtica e pulmonar, no momento de seu fechamento, constitui o principal fator de alteração da intensidade. A hipertensão nas artérias aorta e pulmonar fazem a valva correspondente se fechar com maior força, gerando hiperfonese; por outro lado, uma menor pressão nesses vasos no momento de fechamento da valva gera hipofonese. Além disso, indivíduos com tórax mais delgado possibilitam uma melhor passagem do som, gerando hiperfonese, enquanto indivíduos com uma parede torácica mais espessa dificultam a passagem do som, gerando hipofonese.

Desdobramento
Alterações na condução do impulso elétrico, como o bloqueio de ramo direito, causarão um prolongamento da bulha. Na ausculta, o desdobramento de B_1 se apresentará como uma alteração da sequência normal "TUM-TA-TUM-TA-TUM-TA", tornando-se "TLUM-TA--TLUM-TA-TLUM-TA".

O desdobramento de B_1 pode ser fisiológico em crianças e jovens em virtude do assincronismo ventricular, que é melhor audível nos focos mitral e tricúspide.

Ruídos Acessórios
Bulhas acessórias: a terceira bulha (B_3) é um ruído protodiastólico, provocado pela vibração da parede ventricular, quando há um enchimento rápido do ventrículo. A B_3 pode ser encontrada sem associações a patologias em crianças e adultos jovens.

Já a quarta bulha (B_4), acredita-se que seja provocada pela desaceleração rápida do sangue que entra no ventrículo após a contração atrial. Esse ruído aparece no final da diástole ou na pré-sístole e, normalmente, é patológica, relacionada com hipertensão arterial, hipertrofia ventricular esquerda ou isquemia do miocárdio.

Ausculta das bulhas acessórias: B_3 é melhor audível no foco mitral com o paciente em decúbito lateral esquerdo, e o seu som assemelha-se ao som de B_2. Já B_4 será melhor audível na base do apêndice xifoide e com a campânula do estetoscópio.

Sopros

Ocorrem por alteração no fluxo sanguíneo, quando o sangue deixa de ter o fluxo laminar passando a ser turbilhonar (pode ser fisiológico, após exercícios físicos extenuantes, ou patológico) ou na diminuição da viscosidade do sangue (nos casos de anemia, por exemplo). Os sopros são ricos em informações semiológicas, por isso é imprescindível sua investigação minuciosa (Fig. 1-4):

- *Situação no ciclo cardíaco:* sistólico, diastólico, sistodiastólico ou contínuo. Para essa avaliação é preciso palpar o pulso carotídeo e correlacionar ao sopro.
- *Localização:* relacionado ao foco de ausculta, que ajuda a determinar a região do coração que está originando-o. A irradiação desse ruído será analisada afastando o estetoscópio do foco para observar até onde o som será audível. Uma estenose aórtica, por exemplo, terá um sopro sistólico que irradia para as artérias carótidas.

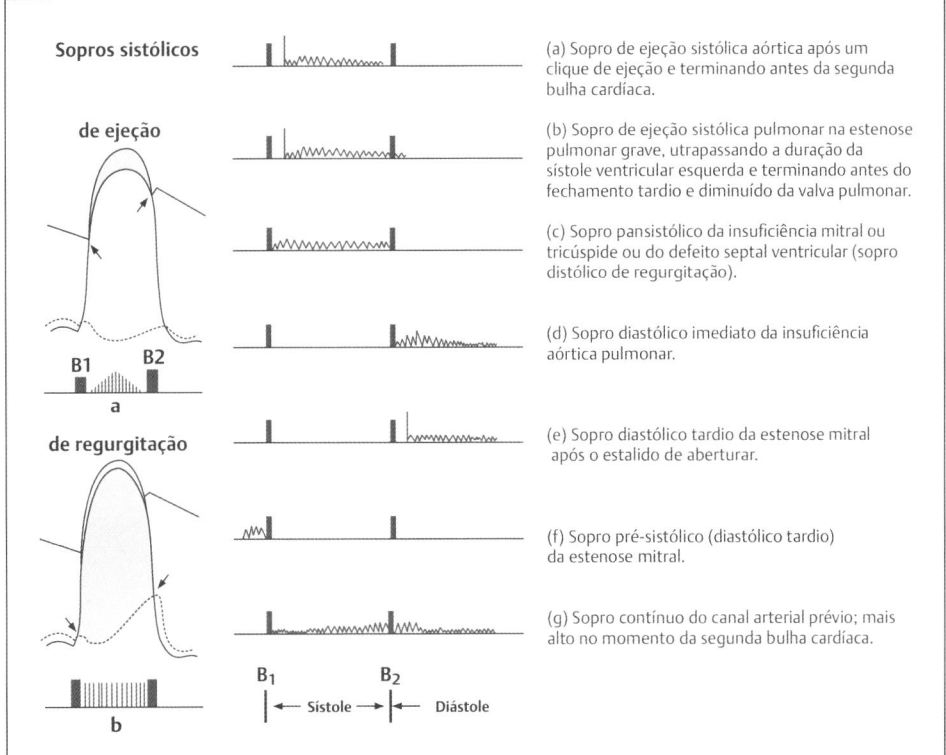

Fig. 1-4. Sonograma dos sopros cardíacos.

- *Intensidade:* avaliada pelo sistema de cruzes, sendo que a ausência de sopro corresponde a zero cruzes e um sopro máximo, seis cruzes.
- *Timbre e tonalidade:* ajudam a determinar a origem do sopro. Esses sons devem ser classificados em suave, rude, musical, aspirativo, ejetivo ou em ruflar.

Cliques e Estalidos

A principal característica desse ruído é o momento no ciclo cardíaco, pois essa característica ajuda a determinar a sua etiologia. Dessa forma, eles podem ser classificados em sistólico (protossistólico ou mesossistólico) e diastólico.

- *Estalido protossistólico:* sua etiologia está relacionada com a vibração dos vasos da base, quando há uma súbita ejeção de sangue. Tal situação pode ocorrer nos casos de estenose pulmonar moderada, na dilatação idiopática da artéria pulmonar e na hipertensão pulmonar grave, por exemplo. As características sonoras desses ruídos são: alta frequência, agudo e intenso.
- *Estalido mesossistólico:* também chamado de "clique mesossistólico", ocorre no prolapso da valva mitral. Esse ruído possui alta frequência, é seco e agudo, além de alterar sua intensidade com o movimento respiratório, sendo melhor audível nos focos mitral e tricúspide.
- *Estalido diastólico:* ocorre, comumente, em doenças que acometam as valvas mitral e tricúspide no momento de abertura da valva (estenoses mitral e tricúspide), em decorrência da alteração anatômica. As características sonoras desse ruído são: seco, agudo e de curta duração.

Atrito Pericárdico

Os folhetos pericárdicos geralmente são lisos, ligeiramente umedecidos e capazes de deslizar um sobre o outro sem provocar qualquer vibração. No entanto, quando perdem suas características normais, nota-se o chamado atrito pericárdico, um ruído provocado pelo roçar desses folhetos que se assemelha com aquele produzido ao friccionar-se um couro novo.

Esse ruído acessório não coincide com nenhuma das fases do ciclo cardíaco, podendo ser ouvido na sístole ou na diástole. Ele não possui relação fixa com as bulhas cardíacas, sendo um ruído independente dos demais produzidos pelo coração e se caracteriza como um som habitualmente contínuo, que não se propaga e melhor audível entre a ponta do coração e a borda esternal esquerda.

Uma das principais características do atrito pericárdico é a sua mutabilidade. Em questão de horas, ele pode apresentar variações na intensidade e na sua qualidade, diferentemente dos sopros e estalidos.

EXAME VASCULAR PERIFÉRICO

O sistema arterial é composto por artérias de grande, médio e pequeno calibres e de arteríolas. A parede das artérias é composta por endotélio, camada média e adventícia, cujas espessuras diferem de acordo com o calibre e com a função do vaso.

Já o sistema venoso periférico é constituído de capilares venosos, vênulas e veias, sendo essas últimas divididas em pequeno, médio e grande calibres, aumentando à medida que se aproximam das veias cavas. Ainda se divide em sistema venoso superficial e profundo, que se ligam pelas veias comunicantes quando são de um mesmo sistema e pelas veias perfurantes quando são de sistemas distintos. A parede venosa é formada por uma camada íntima ou endotélio, uma camada média ou muscular e pela adventícia. A parede é mais fina que a das artérias, por possuir uma camada média menor e mais elástica, funcionando como um condutor e um reservatório sanguíneo. Ainda possuem válvulas, geralmente bicúspides, que dificultam o refluxo do sangue e facilitam seu retorno da periferia para o centro e da superfície para a parte profunda do organismo.

Sinais e Sintomas
Na propedêutica dos sinais e sintomas vasculares, as principais alterações das afecções arteriais são: dor, alterações de cor e de temperatura da pele, edema e alterações tróficas (hiperpigmentação, celulite, eczema, dermatofibrose, úlceras e prurido). Dentre os sinais e sintomas do acometimento venoso, as principais alterações são: dor, alterações tróficas, hemorragias e hiperidrose.

Inspeção
O paciente deve ser examinado em pé e em decúbito dorsal. Na inspeção do sistema arterial, deve-se notar a presença de pulsações visíveis, enquanto no sistema venoso deve-se chamar a atenção para a turgência jugular, que é um sinal de hipertensão venosa. Ao longo de toda a superfície corporal, deve-se procurar alterações na coloração da pele (palidez, cianose, eritrocianose, rubor, manchas, eritemas, púrpuras, petéquias e telangectasias), alterações ungueais, ulcerações, calosidades, gangrenas e micoses interdigitais. Deve-se atentar ainda para a presença de varizes e de circulação colateral em coxa, região pubiana, abdome e tórax.

Palpação
Na palpação arterial, devem ser palpados os pulsos radiais, braquiais, carotídeos, femorais, poplíteos, tibiais posteriores, tibiais anteriores e pediosos. Além disso, o médico deve procurar na palpação alterações de temperatura, umidade, sensibilidade da pele e tecido subcutâneo, as características do edema, se houver, e o estado da parede venosa, que pode ter consistência elástica (normal) ou endurecida (espessada).

Ausculta
Devem ser auscultadas, à procura de sopros, as regiões do pescoço direita e esquerda, correspondentes às projeções carotídeas, e a região abdominal, nas projeções da artéria renal.

BIBLIOGRAFIA
Moore KL, Dalley AF, Agur AMR. *Anatomia orientada para a clínica*. 7. ed. Rio de Janeiro: Guanabara Koogan; 2014.
Pastore CA, Pinho JA, Pinho C, *et al*. III Diretrizes da Sociedade Brasileira de Cardiologia sobre Análise e Emissão de Laudos Eletrocardiográficos. *Arq Bras Cardiol*. 2016;106(4Supl.1):1-23.
Porto CC. *Semiologia médica I*. 7. ed. Rio de Janeiro: Guanabara Koogan; 2014.
Sousa-Muñoz RL. *Iniciação ao Exame Clínico*: guia para o estudante de medicina. João Pessoa: Editora Universitária da UFPB; 2010.

EXAMES COMPLEMENTARES EM CARDIOLOGIA

CAPÍTULO 2

Erika Miranda Vasconcelos
Mirely Gomes Gadelha de Oliveira

INTRODUÇÃO
A investigação diagnóstica do sistema cardiovascular conta, na atualidade, com um aparato tecnológico amplo e sofisticado que permite maior acurácia no diagnóstico das doenças cardiovasculares. É importante que o profissional desenvolva a habilidade de raciocinar acerca dos achados clínicos, a fim de solicitar os exames complementares respeitando a hierarquia de prioridade e as indicações, bem como direcionar a interpretação dos resultados.

Em relação aos métodos complementares, devemos ter como objetivos: selecionar, analisar e interpretar cada uma das técnicas invasivas e não invasivas. Os exames complementares são divididos em métodos gráficos: eletrocardiografia, Holter, teste de esforço, teste da inclinação, MAPA; exames de imagem não invasivos: radiografia, ecocardiografia, tomografia, ressonância, medicina nuclear; e exames de imagem invasivos: cateterização diagnóstica, eletrofisiologia e intervenções por cateter.

TESTE ERGOMÉTRICO
O teste ergométrico (TE) se baseia na realização de um estresse físico programado e personalizado, possuindo grande utilidade em demonstrar anormalidades do sistema cardiovascular que não se manifestam em repouso. Além da importância no diagnóstico de doenças cardiovasculares, é útil na estimativa de prognóstico, na avaliação de respostas terapêuticas, da capacidade cardíaca ao esforço e de sintomas compatíveis com arritmias que se manifestam durante o exercício.

Metodologia
O paciente deve receber orientações prévias, como a suspensão de algumas medicações em tempo hábil, o comparecimento ao exame com vestimenta adequada, a abstenção do fumo nas três horas anteriores e a não realização de atividade física intensa nas 12 horas que o precedem.

O teste é executado sob supervisão médica, que deve esclarecer o procedimento ao paciente após realização de sucinta anamnese e exame físico, para classificar o risco pré-teste e investigar a existência de contraindicações – absolutas ou relativas – à realização do TE. A equipe médica deve dispor de treinamento e material para possíveis intercorrências durante o exame.

Interpretação
O TE avalia o desempenho clínico, metabólico, autonômico, hemodinâmico e eletrocardiográfico, tendo como referência as repercussões fisiológicas do exercício no organismo. Os sinais e sintomas observados durante o esforço devem ser minuciosamente caracterizados e associados aos resultados eletrocardiográficos e hemodinâmicos, especialmente a dor torácica, por ser uma manifestação de provável origem isquêmica, capaz de informar sobre o consumo miocárdio de oxigênio e o limiar isquêmico na vigência do exercício.

Sinais e Sintomas
Sinais clínicos, como palidez, cianose, sudorese, estertores pulmonares e sopros cardíacos novos ou preexistentes agravados devem ser relatados. A dor torácica deve ser descrita em relação ao tipo, localização, irradiação, fatores de melhora e de piora, duração, intensidade, sintomas associados e momentos do teste em que foi desencadeada. É fundamental ainda informar se alguma das manifestações clínicas levou à interrupção do teste, bem como registrar a frequência cardíaca e a pressão arterial sistólica (PAS) no momento de seu início.

Eletrocardiograma
O registro eletrocardiográfico, por sua vez, deve ser realizado em diferentes momentos: repouso, diferentes estágios do exercício, protocolos de rampa e recuperação. A monitorização pelo eletrocardiograma deve ocorrer durante todo o período de exercício e por cinco minutos após o fim da atividade. Ainda, a monitorização contínua se faz necessária, para a detecção de arritmias e de padrões isquêmicos durante o esforço e a recuperação. As modificações do traçado sugestivas de isquemia pelo esforço incluem o infradesnivelamento do segmento ST acima de 2 mm de amplitude, ou o supradesnivelamento do segmento ST acima de 1 mm de amplitude; e a inversão da onda T. A ocorrência de arritmias cardíacas complexas e de bloqueios de ramo é inespecífica para o diagnóstico de isquemia miocárdica.

Frequência Cardíaca
A frequência cardíaca (FC) aumenta idealmente em linearidade com a intensidade do esforço. A FC máxima prevista ($FC_{máxima\ prevista}$ = 220 – idade), com desvio-padrão de 11 bpm, tem importância nos resultados do TE. Se a FC máxima atingida estiver abaixo de dois desvios-padrões da FC máxima prevista, ou se não atingir 85% da FC prevista pela idade, o teste é inconclusivo, pois a FC não alcançou o valor a partir do qual se espera observar as alterações.

Pressão Arterial
Em condições fisiológicas, a PAS aumenta com a intensidade do esforço físico, e a PAD se mantém relativamente constante. A elevação da PAS no início do TE acima de valores esperados para a fase de esforço tem forte associação com presença de DAC.

Algumas situações sugerem a interrupção do exame: aumento da pressão arterial diastólica (PAD) até 120 mmHg em normotensos ou até 140 mmHg em hipertensos, queda da PAS acima de 10 mmHg de forma persistente ou elevação até 260 mmHg; desconforto torácico intensificado pela progressão do teste ou associado a alterações isquêmicas no eletrocardiograma; dispneia desproporcional à intensidade do esforço; sintomas de arritmias, como ataxia, tontura, palidez, cianose e pré-síncope, ou alterações eletrocardiográficas, como taquicardia sinusal, taquicardia supraventricular não sustentada e sustentada, fibrilação atrial, bloqueio atrioventricular de segundo ou terceiro graus; sinais e sintomas indicativos de insuficiência ventricular esquerda.

Indicações

O TE tem como principais indicações a identificação de isquemia miocárdica, arritmias cardíacas e distúrbios hemodinâmicos desencadeados pelo estresse; o diagnóstico e o prognóstico de doenças cardiovasculares. É ainda útil para a recomendação de exercício, para a avaliação de resposta terapêutica e para o estudo das condições físicas de um indivíduo – capacidade funcional e condição aeróbica.

Doença Arterial Coronariana

O principal uso do TE é a avaliação dos pacientes com doença arterial coronariana (DAC) suspeita ou conhecida. O fluxo sanguíneo basal nas artérias coronárias se mantém normal até obstruções de 70 a 80% do lúmen do vaso. A partir desses valores, a reserva coronariana – aumento do fluxo coronariano e da oferta miocárdica de oxigênio em resposta ao aumento da demanda metabólica – esgota-se já no repouso, com queda do fluxo sanguíneo que resulta em isquemia. Durante o exercício, lesões obstrutivas a partir de 50% já consomem a reserva coronariana, com queda mais precoce do fluxo, dado importante para a identificação da isquemia miocárdica (Fig. 2-1).

A presença de arritmias e de bloqueios atrioventriculares não significam resposta isquêmica do miocárdio, apesar de sinalizarem para possível anormalidade cardiovascular. Ainda, a

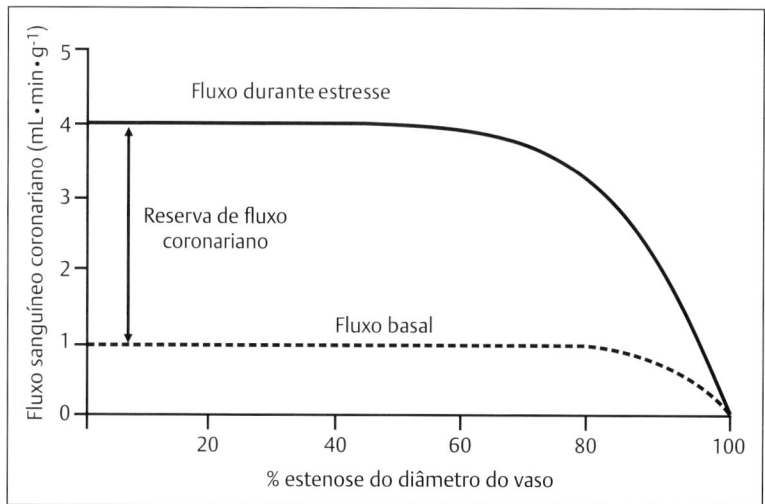

Fig. 2-1. Relação entre o nível de estenose do diâmetro do lúmen e o comportamento do fluxo e da reserva coronarianos.

presença de extrassístoles isoladas durante o esforço não significam necessariamente cardiopatia, mas, se polifocais, podem ter importante significado prognóstico e merecem atenção.

Contraindicações
A realização do TE está contraindicada diante de situações como embolia pulmonar, doença aguda, febril ou grave; limitação física ou psicológica; intoxicação medicamentosa e distúrbios hidreletrolíticos e metabólicos não corrigidos. Ainda, pode ser realizado, tomadas as devidas precauções, se dor torácica aguda, estenoses valvares moderadas e graves em assintomáticos, insuficiências valvares graves, algumas arritmias (taquiarritmias, bradiarritmias e arritmias ventriculares complexas) e doenças não cardíacas passíveis de agravamento pelo TE ou que impedem sua realização (exemplos incluem infecções, hipertireoidismo; insuficiência renal, hepática ou respiratória; doença arterial periférica).

Teste Ergométrico Associado a Outros Métodos
A avaliação das alterações cardiovasculares pode ser incrementada por associação do TE a métodos não invasivos, como a cintilografia miocárdica, a ecocardiografia com estresse e o teste cardiopulmonar de exercício.

Cintilografia Miocárdica
A cintilografia miocárdica é um exame da cardiologia nuclear que lança mão de radiofármacos administrados por via intravenosa para caracterizar as alterações da perfusão miocárdica na DAC, a partir de estresse físico ou farmacológico. Informações adicionais incluem função ventricular global, contratilidade segmentar e reserva funcional ventricular esquerda, permitindo avaliar a intensidade do comprometimento da perfusão, a extensão da área isquêmica e a viabilidade miocárdica, com finalidade diagnóstica e prognóstica.

ECOCARDIOGRAMA
A ecocardiografia é um exame com modalidades e aplicabilidades vastas dentro da Cardiologia, inclusive com especialização própria após a residência médica em Cardiologia (Fig. 2-2). Por outro lado, encontra-se bem estabelecida como base do diagnóstico cardiovascular, sendo também o teste mais utilizado na avaliação da função cardíaca.

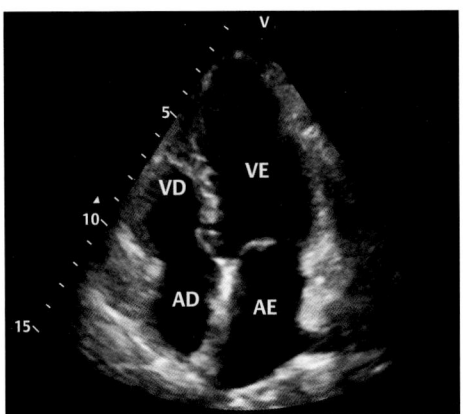

Fig. 2-2. Ecocardiograma bidimensional em janela apical. (Imagem gentilmente cedida pela cardiologista Teresa Cristina Gomes Pereira de Melo.)

Neste capítulo, a abordagem do ecocardiograma terá enfoque nos elementos-chave dos laudos, entre os quais estão as medições realizadas e a descrição qualitativa das estruturas visualizadas.

Interpretação

O ecocardiograma permite analisar a anatomia cardíaca e gera dados de função cardíaca e de comportamento hemodinâmico. Dessa forma, o laudo ecocardiográfico descreve informações sobre as dimensões das câmaras cardíacas e a espessura das paredes atriais e ventriculares, identificando dilatações ou hipertrofias miocárdicas existentes. Ainda é possível avaliar as valvas cardíacas quanto à espessura, mobilidade e competência (valvas normais; estenose ou insuficiência valvar), além de avaliar o pericárdio.

Os dados hemodinâmicos são provenientes da aplicação do Doppler, que permite calcular gradientes, área das valvas cardíacas e estimativa das pressões intracavitárias e da pressão sistólica da artéria pulmonar.

Indicações

As indicações clínicas para a realização da ecocardiografia incluem a investigação diagnóstica, funcional e prognóstica em pacientes com clínica de insuficiência cardíaca, dor torácica, sopros ou arritmias, além de outras doenças cardiovasculares, a exemplo de cardiomiopatia, hipertensão arterial pulmonar (HAP), fontes emboligênicas, massas e tumores intracardíacos, doenças pericárdicas e doenças sistêmicas com repercussão cardiovascular (insuficiência renal crônica, amiloidose, sarcoidose).

Em pacientes com diagnóstico confirmado de IAM, déficit segmentar é encontrado em 90% dos casos, relacionado ao território arterial acometido. Dessa forma, a estratificação do risco pós-IAM e a análise da viabilidade miocárdica podem ser realizadas após a fase aguda, geralmente após o cateterismo, utilizando a ecocardiografia sob estresse (físico ou farmacológico).

CATETERIZAÇÃO E ANGIOGRAFIA

O cateterismo cardíaco é um exame invasivo que avalia as câmaras cardíacas, as artérias coronárias e a aorta. Os cateteres alcançam a circulação central após serem introduzidos no membro inferior, na artéria e na veia femorais direitas, apesar de existirem outros pontos de introdução possíveis.

Através do lúmen do cateter, é possível administrar contraste, coletar ou aspirar sangue ou trombos, ou passar instrumentos necessários aos procedimentos terapêuticos. Pode ser realizado dos lados direito e esquerdo, sendo o cateterismo esquerdo mais frequentemente realizado, pelo acesso à aorta, às artérias coronárias e ao ventrículo esquerdo, quando podem ser realizadas a coronariografia e a ventriculografia.

Indicações

A realização do cateterismo esquerdo está indicada na fase aguda da angina instável, no IAM, em pacientes estáveis com alta probabilidade pré-teste por dados clínicos ou de exames não invasivos e que vão ser submetidos a cirurgia valvar, para investigar a necessidade de realização de cirurgia de revascularização do miocárdio.

Avaliação das Artérias Coronárias

Na angiografia, a estrutura tridimensional das artérias é estudada de forma bidimensional, o que favorece a sobreposição de imagens. A fim de superar essa dificuldade, são realizadas múltiplas projeções que melhor avaliam certas artérias coronárias. A identificação das artérias visíveis em cada projeção é fundamental na quantificação do grau de estenose provocado pelas lesões coronarianas (Fig. 2-3).

HOLTER

O Holter é um exame que consiste em uma eletrocardiografia (ECG) de registro de longa duração, normalmente registrando a atividade elétrica do coração durante 24 horas (o registro pode ter duração maior ou menor, de acordo com a indicação de cada caso). É realizado através de um aparelho digital portátil que possui eletrodos para a colocação no tórax, o que permite que o exame seja realizado durante a atividade diária normal do paciente. Além do período de registro, o exame difere do ECG tradicional por possuir apenas 2 ou 3 derivações.

O aparelho consegue identificar e demonstrar ao médico as alterações do ritmo cardíaco, além de possibilitar a associação entre os sintomas que o paciente relata e o traçado do ECG. Por isso, é o método não invasivo mais útil para avaliar a frequência e a complexidade de uma arritmia e para identificar a presença dessa patologia quando existem sintomas típicos.

Alterações Registradas

O Holter é um exame que traz uma riqueza de informações, já que registra a atividade elétrica do coração por um período prolongado. O exame permite avaliar: as alterações eletrocardiográficas; a frequência cardíaca mínima, máxima e média; a variabilidade da frequência cardíaca e os estímulos gerados pelo marcapasso. As alterações eletrocardiográficas que podem ser detectadas são diversas: arritmias sinusais, outros ritmos supraventriculares, arritmias ventriculares, condução intraventricular e alterações na repolarização ventricular. Com as informações registradas e as fornecidas pelo paciente, é possível fazer a correlação dos sintomas com tais dados (Fig. 2-4).

Indicações

O Holter possui diversas indicações clínicas e uma das suas principais utilidades está no esclarecimento diagnóstico de sintomas que podem estar relacionados às arritmias e que

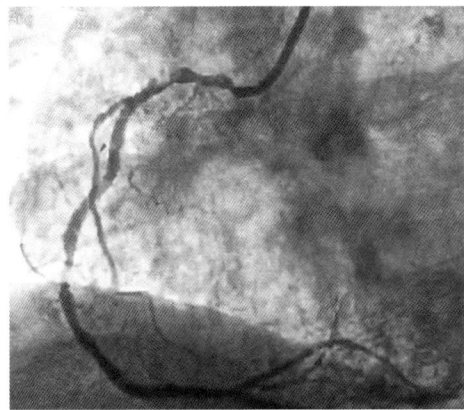

Fig. 2-3. Artéria coronária direita com placa obstrutiva. (Imagem gentilmente cedida pelo cardiologista João Alfredo Falcão da Cunha Lima.)

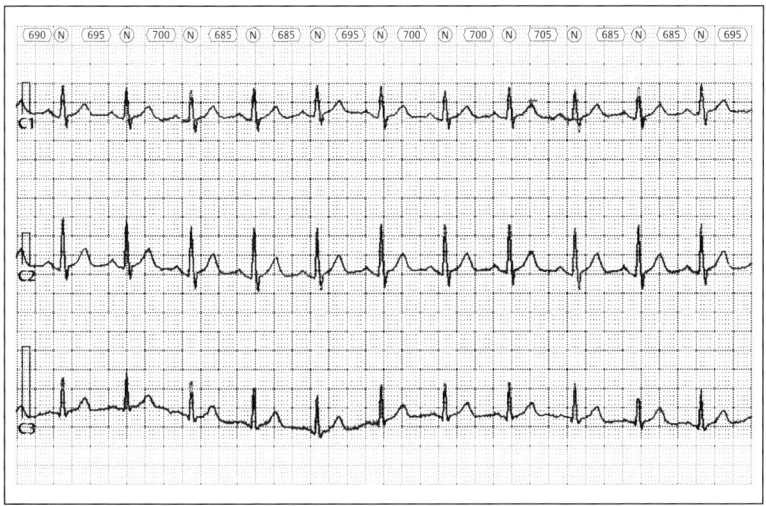

Fig. 2-4. Holter sem alterações. (Imagem gentilmente cedida pelo cardiologista Gabriel Pelegrineti Targueta.)

não foram encontradas causas para explicá-los. Tais sintomas incluem palpitações, síncopes, tonturas, escurecimento visual e, menos frequentemente, falta de ar. O exame é vantajoso nesse aspecto, pois permite que o paciente pressione um botão para indicar o início dos sintomas e, então, o aparelho registra a atividade elétrica desse momento, permitindo a correlação do achado com as queixas do paciente.

Além da função de diagnóstico, tal exame tem importância na avaliação de pacientes com diagnóstico de arritmia, pois permite avaliar a resposta à terapia antiarrítmica e a atividade do marcapasso ou do cardiodesfibrilador automático (CDI). Avaliar o marcapasso e o CDI é importante quando se suspeita de mau funcionamento do aparelho.

Algumas outras indicações importantes são:

1. Pacientes com passado de eventos neurológicos quando há suspeita de fibrilação atrial.
2. Pacientes com sintomas que podem estar relacionados às arritmias com outra causa identificada, mas que não respondem ao tratamento.
3. Estimar risco de futuros eventos cardíacos em pacientes no pós-infarto do miocárdio com disfunção ventricular esquerda.
4. Avaliação de pacientes com dor torácica que não podem realizar exercício.

Vantagens e Limitações

Como o exame monitoriza o paciente por um período prolongado, e um dos principais objetivos do Holter é esclarecer se existe correlação entre sintomas e alterações eletrocardiográficas, a principal vantagem é aumentar a probabilidade de alguma queixa do paciente ocorrer no período observado. Assim, o estudo das arritmias se tornou bastante facilitado com o advento desse método, quando comparado à ECG feito ambulatorialmente (captura apenas um curto período). Além disso, o exame é útil para excluir arritmias quando a sintomatologia está presente durante a aferição e não se correlaciona com alterações no ECG.

Apesar de possibilitar o registro de períodos prolongados, o Holter ainda continua sendo limitado na avaliação de arritmias com aparições esporádicas, pois é improvável detectar a alteração no momento da avaliação. O mesmo tem pouca utilidade quando o paciente não relata sintomas durante o exame e o traçado registrado é normal, pois não se pode excluir arritmias nesse caso.

RADIOGRAFIA DE TÓRAX
A radiografia de tórax foi um dos primeiros exames de imagem a ser usado clinicamente. O mesmo possui importância na cardiologia, pois tem a capacidade de fornecer ideias sobre a anatomia das câmaras cardíacas, dos grandes vasos, dos pulmões e da vascularização pulmonar. Apesar dos avanços proporcionados por outros métodos diagnósticos por imagem mais modernos, a radiografia de tórax continua tendo importante valor diagnóstico nas patologias cardiopulmonares.

Técnica
A técnica da realização do exame influencia diretamente na sua interpretação, portanto a mesma deve ser avaliada antes de se dar o laudo. Dessa forma, deve-se atentar se os seguintes itens estão adequados: a dose de radiação, a centralização, o grau de inspiração e o posicionamento das escápulas.

O raio X de tórax classicamente é feito nas incidências em PA (posteroanterior) e perfil. A incidência em PA é feita com paciente de costas para o aparelho emissor da radiação e é preferida em relação à incidência em AP (anteroposterior), pois a última distorce a área cardíaca, gerando uma imagem maior que a real. A incidência em AP é reservada para os casos em que o paciente está impossibilitado de realizar o exame em PA.

Interpretação da Radiografia de Tórax Normal
A interpretação da radiografia de tórax costuma causar confusão e receio nos estudantes, pois a quantidade de informação que pode ser avaliada é grande. Assim, é importante que o exame seja avaliado de uma forma sistemática para evitar que alguma alteração passe sem ser percebida. A ordem da avaliação deve seguir a preferência do estudante, sendo importante analisar: a parede torácica, as partes moles, o diafragma, os seios costofrênicos, os hilos pulmonares, o campo pulmonar e o mediastino (coração, grandes vasos, traqueia etc.). A seguir, será destacada a interpretação de estruturas que são importantes na prática da cardiologia.

Radiografia de Tórax em Incidência Posteroanterior (PA) (Fig. 2-5)
- *Índice cardiotorácico:* é o índice criado pela divisão do maior diâmetro global do coração sobre o maior diâmetro transverso do tórax. Em situações normais, o índice é menor que 0,5. Isso significa que o coração normal tem um diâmetro menor do que a metade do diâmetro transverso do tórax.
- *Coração:* na imagem, repousa sobre a coluna torácica e possui, aproximadamente, três quartos para a esquerda e um quarto para a direita da coluna.
- *Aorta:* pode ser visualizado o arco da aorta e sua porção torácica da aorta descendente.
- *Hilo e artérias pulmonares:* visualizado abaixo do arco aórtico, sendo o hilo esquerdo mais elevado do que o direito.
- *Contorno direito do mediastino:* visualiza-se a aorta ascendente, a veia cava superior e o átrio direito.

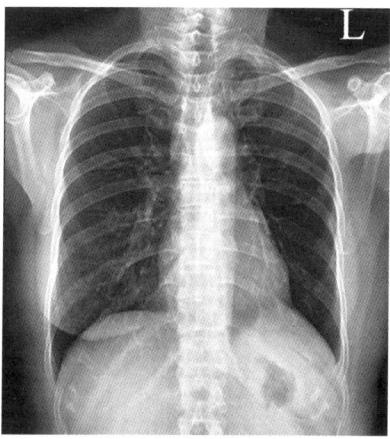

Fig. 2-5. Radiografia de tórax normal em PA. (Imagem gentilmente cedida por Ariano Brilhante Pegado Suassuna.)

- *Contorno esquerdo do mediastino:* visualiza-se o arco da aorta, o hilo pulmonar, o tronco da artéria pulmonar esquerda, o átrio esquerdo (há uma concavidade nesse nível, correspondendo à aurícula esquerda), o ventrículo esquerdo e o ápice do coração (é frequente não visualizar de uma forma bem-definida).

Radiografia de Tórax em Perfil (Fig. 2-6)
- *Ventrículo direito:* é visualizado em contato com a região esternal.
- *Átrio direito:* é visualizado acima do ventrículo direito.
- *Átrio e ventrículo esquerdo:* visualizados na porção posterior do coração.
- *Arco da aorta:* forma um arco na porção superior.

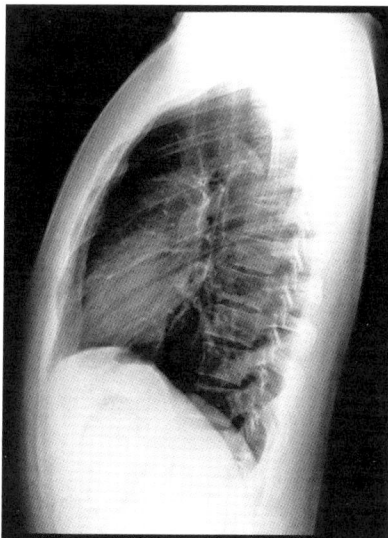

Fig. 2-6. Radiografia de tórax normal em perfil.

Radiografia de Tórax nas Doenças Cardiovasculares
Câmaras Cardíacas
- *Átrio direito:* quando aumentado, o contorno atrial direito se confunde com os contornos do ventrículo direito, do tronco pulmonar direito e do arco da aorta.
- *Ventrículo direito:* a sua dilatação causa um deslocamento transverso do ápice do coração, formando um sinal clássico de coração com "aspecto de bota". Além disso, no perfil, pode-se visualizar o preenchimento do espaço aéreo retroesternal.
- *Átrio esquerdo:* a sua dilatação possui vários sinais clássicos, como: a **dilatação da aurícula esquerda**, observada como uma pequena convexidade na silhueta cardíaca esquerda, entre o tronco pulmonar e o ventrículo esquerdo; **elevação do brônquio-fonte esquerdo; abaulamento dos segmentos médio e inferior da aorta torácica; desdobramento do contorno do átrio esquerdo**, pois a câmara cresce para a direita e forma um contorno próximo à borda do átrio direito (ocorre quando há um importante aumento da câmara).
- *Ventrículo esquerdo:* ocorre um direcionamento do ápice do coração em direção inferior. Comumente, encontra-se um aumento global da silhueta cardíaca nos casos de hipertrofia do ventrículo esquerdo.

Grandes Vasos
- *Artérias pulmonares:* em situações de aumento da pressão arterial do território pulmonar, pode haver uma dilatação do tronco pulmonar e da artéria pulmonar esquerda. Na imagem, a artéria pulmonar esquerda continua diretamente do tronco pulmonar.
- *Aorta:* em algumas patologias, pode-se visualizar dilatação da aorta (aumento do diâmetro do vaso).

Pericárdio
Normalmente, não é visto na radiografia de tórax, exceto em duas situações: derrame e calcificação. No derrame, a silhueta cardíaca apresenta uma forma clássica, chamada de coração em "moringa". A calcificação está relacionada com a história de pericardite.

Utilidade nos Dispositivos de Implantes
A radiografia de tórax pode, ainda, ser utilizada para o seguimento de procedimentos, como a implantação de marcapassos, cardiodesfibraladores implantáveis, próteses valvares, entre outros.

Vantagens e Limitações
A principal vantagem da radiografia de tórax é a sua grande disponibilidade na prática clínica, pois é um exame de fácil realização e de custo baixo. O exame possui diversas limitações, quando comparado a outros de imagem, como a ecocardiografia, a tomografia e a ressonância magnética. Isso porque esses exames conseguem visualizar com maior precisão a anatomia do sistema cardiovascular e, assim, possuem maior sensibilidade na detecção de alterações morfológicas.

TOMOGRAFIA COMPUTADORIZADA E RESSONÂNCIA MAGNÉTICA
A tomografia computadorizada e a ressonância magnética vêm ganhando cada vez mais espaço no diagnóstico de patologias cardiovasculares. A grande vantagem reside no fato de que ambos os exames são não invasivos e geram imagem de alta resolução, propiciando

um adequado estudo anatômico. Ambos podem ser utilizados para a avaliação diagnóstica e prognóstica.

Tomografia Computadorizada do Coração

As indicações de realização desse exame vêm crescendo bastante. Atualmente, pode ser utilizado para avaliar doenças pericárdicas, miocárdicas, valvares, coronarianas, congênitas e dos grandes vasos.

Ressonância Magnética Cardiovascular

A ressonância magnética é um exame de alta resolução que tem como vantagem não emitir radiação ionizante (como ocorre na tomografia computadorizada). Possui alto grau de recomendação nos estudos morfológicos; nos estudos funcionais globais e regionais dos ventrículos; na avaliação de isquemia; na análise do fluxo em doenças valvares; na caracterização tecidual das cardiomiopatias; nas doenças pericárdicas, entre outras. Assim, percebe-se que tal exame consegue avaliar uma grande variedade de patologias cardiovasculares e, por isso, tem ampliado seu uso na cardiologia.

BIBLIOGRAFIA

Camarozano A *et al*. Sociedade Brasileira de Cardiologia. Diretrizes das indicações da ecocardiografia. *Arq Bras Cardiol* 2009;93(3):265-302.

Colquhoun D *et al*. Clinical Exercise Stress Testing in Adults (2014). *Heart Lung Circulat* 2015 Ago;24(8):831-7.

Feres F *et al*. Diretriz da Sociedade Brasileira de Cardiologia e da Sociedade Brasileira de Hemodinâmica e Cardiologia Intervencionista sobre Intervenção Coronária Percutânea. *Arq Bras Cardiol* 2017;109(1):1-81.

Hudaverdi M *et al*. Echocardiography for the clinician: a practical update. *Inter Med J* 2010 jan;40(7):476-85.

Lang RM *et al*. Recommendations for Cardiac Chamber Quantification by Echocardiography in Adults: An Update from the American Society of Echocardiography and the European Association of Cardiovascular Imaging. *J Amer Soc Echocardiogr* 2015 jan;28(1):1-53.

Libby P *et al*. Braunwald Tratado de Doenças Cardiovasculares. 8. ed. [S.I.]: Elsevier; 2010.

Lorga AF *et al*. Recommendations of the Brazilian Society of Cardiac Arrhythmias for Holter Monitoring Services. *Arq Bras Cardiol* 2013;1-6.

Mastrocola LE; Mastrocola F. Eletrocardiografia de esforço. In: Magalhães CC *et al*. Tratado de Cardiologia SOCESP. Barueri: Manole; 2015. p. 192-217.

Meneghelo RS *et al*. III Diretriz da Sociedade Brasileira de Cardiologia sobre Teste Ergométrico. *Arq Bras Cardiol* 2010;95(5):1-26.

Nagueh SF *et al*. Important Advances In Technology: Echocardiography. *Method Deb Cardiovasc J* 2014 Set;10(3):146-51.

Picard MH *et al*. American Society of Echocardiography Recommendations for Quality Echocardiography Laboratory Operations. *J Americ Soc Echocardiog* 2011 Jan;24(1):1-10.

Romano MMD, Maciel BC. História Clínica. In: Magalhães CC *et al*. Tratado de Cardiologia SOCESP. 3. ed. Barueri: Manole; 2015. p. 112.

Santos MA, Fonseca CGB, Godoy MF. Eficácia e Segurança do Cateter "Pronto" para Aspiração Manual de Trombo Durante Angioplastia Primária no Infarto Agudo do Miocárdio com Elevação do Segmento ST. *Rev Bras Cardiol Invas* 2007;2(15):141-4.

Sara L *et al*. II Diretriz de Ressonância Magnética e Tomografia Computadorizada Cardiovascular da Sociedade Brasileira de Cardiologia e do Colégio Brasileiro de Radiologia. *Arq Bras Cardiol* 2014 Dez;103(6 supl. 3):1-86.

Sousa MR *et al*. I Diretriz da Sociedade Brasileira de Cardiologia sobre Processos e Competências para a Formação em Cardiologia no Brasil. *Arq Bras Cardiol* 2011;96(5):1-24.

ELETROCARDIOGRAMA NORMAL

CAPÍTULO 3

Priscila Tavares Vitoriano
Mário César Soares Xavier Filho
Aristides Medeiros Leite

INTRODUÇÃO

A eletrocardiografia é um dos exames essenciais na prática clínica cardiológica, sendo muito importante para o diagnóstico de arritmias cardíacas, distúrbios de condução, entre outros. Além disso, é útil no acompanhamento de todas as doenças cardíacas e de outras situações, como a presença de distúrbios eletrolíticos e uso de drogas. Esse exame representa a inscrição dos potenciais elétricos gerados pelo tecido cardíaco a cada momento.

DERIVAÇÕES DO ELETROCARDIOGRAMA

A atividade elétrica do coração pode ser representada por vetores e as derivações são como as diferentes formas de visualizá-los. São 12 as derivações usuais, formadas a partir da colocação de eletrodos em pontos específicos do corpo:

- Seis periféricas, sendo três bipolares (I, II e III) e três unipolares (aVR, aVL e aVF).
- Seis precordiais unipolares (V1 a V6).

São colocados quatro eletrodos nos membros (um em cada) e seis eletrodos na região precordial (Quadro 3-1 e Fig. 3-1).

Quadro 3-1. Posicionamento dos Eletrodos no Tórax

Eletrodo	Posição	Vista do coração
V1	4º espaço intercostal na borda direita do esterno	Septo
V2	4º espaço intercostal na borda esquerda do esterno	Septo
V3	Entre V2 e V4	Anterior
V4	5º espaço intercostal, na linha hemiclavicular esquerda	Anterior
V5	Ao nível de V4, na linha axilar anterior esquerda	Lateral
V6	Ao nível de V5 na linha axilar média esquerda	Lateral

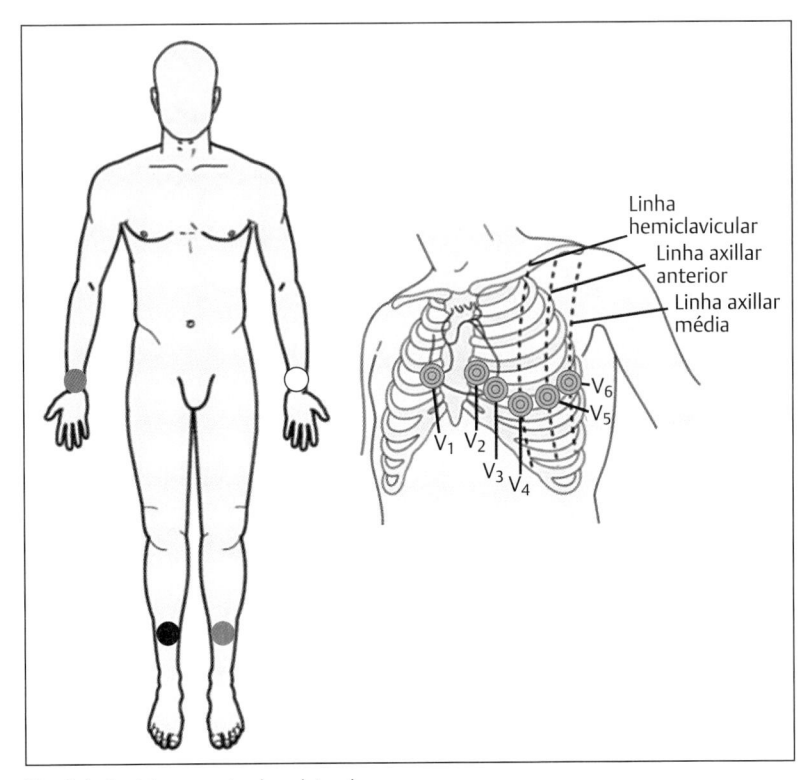

Fig. 3-1. Posicionamento dos eletrodos.

Derivações Periféricas Bipolares (Fig. 3-2)
Registram as diferenças de potencial elétrico no plano frontal.

- *Derivação I:* diferença de potencial entre os braços esquerdo e direito.
- *Derivação II:* diferença de potencial entre a perna esquerda e o braço direito.
- *Derivação III:* diferença de potencial entre a perna esquerda e o braço esquerdo.

Derivações Periféricas Unipolares (Fig. 3-3)
São capazes de detectar a voltagem cardíaca de um ponto central de potencial zero a outro ponto.

Derivações Unipolares Precordiais (Fig. 3-4)
Observam os fenômenos elétricos do coração a partir das faces anterior e lateral do coração para além do plano frontal.

EIXO CARDÍACO
Quando uma onda é inscrita positivamente em uma derivação, tem-se que seu vetor elétrico está orientado com a mesma direção e sentido que tal derivação. Ao contrário, quando a onda é inscrita negativamente, ela tem seu vetor com a mesma direção, mas com sentido oposto ao da derivação. Ainda, quando a onda é isoelétrica, ela está perpendicular àquela

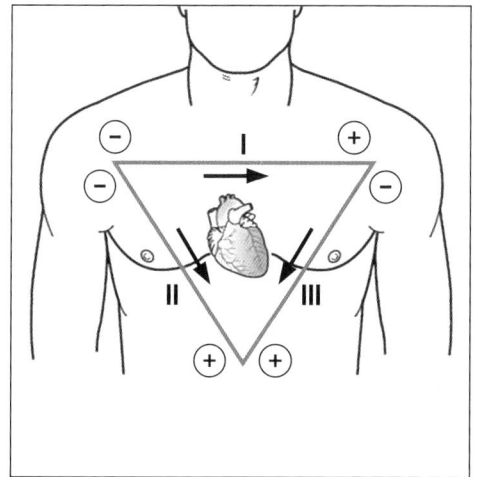

Fig. 3-2. Formação das derivações periféricas bipolares.

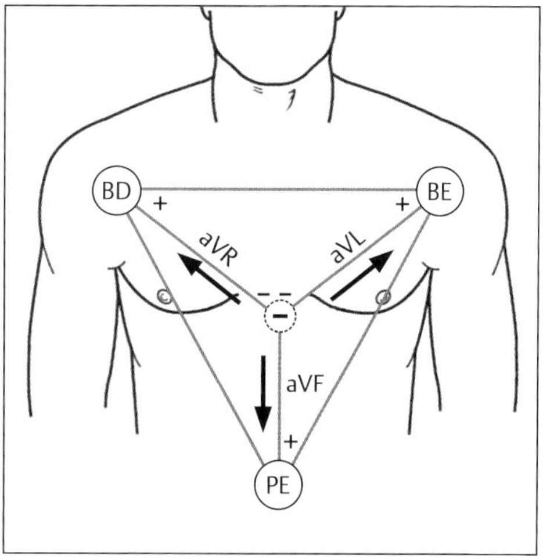

Fig. 3-3. Formação das derivações periféricas unipolares.

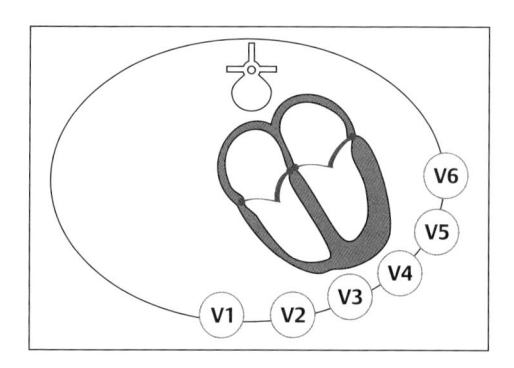

Fig. 3-4. Derivações precordiais.

derivação. O vetor resultante da despolarização atrial está direcionado para baixo, para a esquerda e discretamente para a frente, enquanto que o vetor resultante da repolarização tem a mesma direção, mas sentido oposto, ou seja, está voltado para cima, para a direita e para trás. Os vetores médios da despolarização e repolarização ventriculares estão apontando para a esquerda, para baixo e para trás.

A partir disso, e tendo memorizada a Figura 3-5, é possível calcular o eixo cardíaco de diversas formas. Uma delas é por meio de três passos:

1. Observação da derivação em que o complexo QRS está mais isoelétrico → o eixo estará perpendicular a essa derivação.
2. Observação do complexo QRS na derivação DI → se positivo, o eixo estará para a esquerda.
3. Observação do complexo QRS na derivação aVF → se positivo, o eixo estará orientado para baixo.

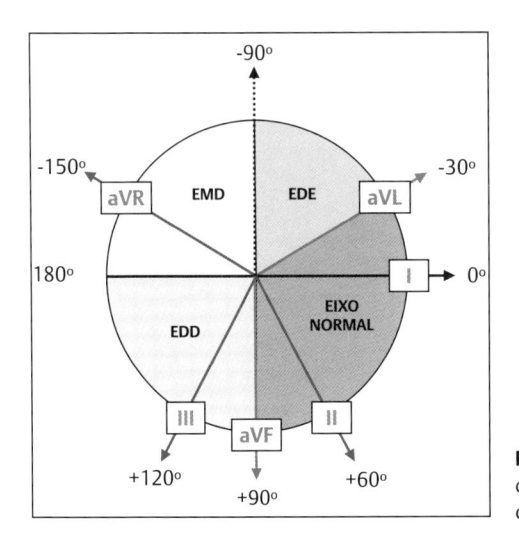

Fig. 3-5. Derivações e eixo cardíaco. EDE: eixo desviado para esquerda; EDD: eixo desviado para a direita; EMD: eixo muito desviado.

Considera-se normal o eixo que está entre -30° e +90° graus. Esse tende a ser mais verticalizado em pacientes com biótipo longilíneo e horizontalizado em pacientes com biótipo brevilíneo. Diversas situações patológicas também cursam com alterações do eixo cardíaco, como a hipertrofia ventricular direita.

MALHA DE ECG

O papel de registro de ECG é formado por uma malha quadriculada com quadrados pequenos de 1 mm x 1 mm. Verticalmente, cada quadrado pequeno corresponde a uma voltagem de 0,1 mV. Por convenção, o papel corre no eletrocardiógrafo a uma velocidade de 25 mm/s, fazendo com que cada quadrado pequeno seja percorrido em 0,04 s ou 40 ms e cada conjunto de cinco quadrados pequenos, que formam um quadrado maior, seja percorrido em 0,2 s ou 200 ms. Com base nessa informação, e avaliando a distância entre duas ondas R consecutivas, é possível calcular a frequência cardíaca com uma boa aproximação (Fig. 3-6).

Para ritmos regulares, temos que a $FC = \frac{300}{N}$ bpm, onde N é o número de quadrados grandes entre duas ondas R consecutivas. Para ritmos irregulares, conta-se a quantidade de batimentos cardíacos em 5 segundos (25 quadrados maiores) e multiplica-se esse valor por 12.

TRAÇADOS NO ECG

Onda P

A onda P, no eletrocardiograma, representa a despolarização atrial, sendo formada pela sobreposição das ondas de despolarização do átrio direito e do átrio esquerdo. Normalmente, ela possui um contorno arredondado e simétrico, sendo positiva nas derivações DI e DII e invertida na derivação aVR. Sua duração é de até 120 ms, com amplitude menor que 2,5 mm nas derivações periféricas e menor que 1,5 mm nas derivações precordiais. Na derivação V1, ela pode apresentar-se como uma onda difásica, sendo inicialmente positiva e depois negativa (Fig. 3-7).

Há situações que cursam com alterações da onda P, em especial as sobrecargas atriais.

ELETROCARDIOGRAMA NORMAL

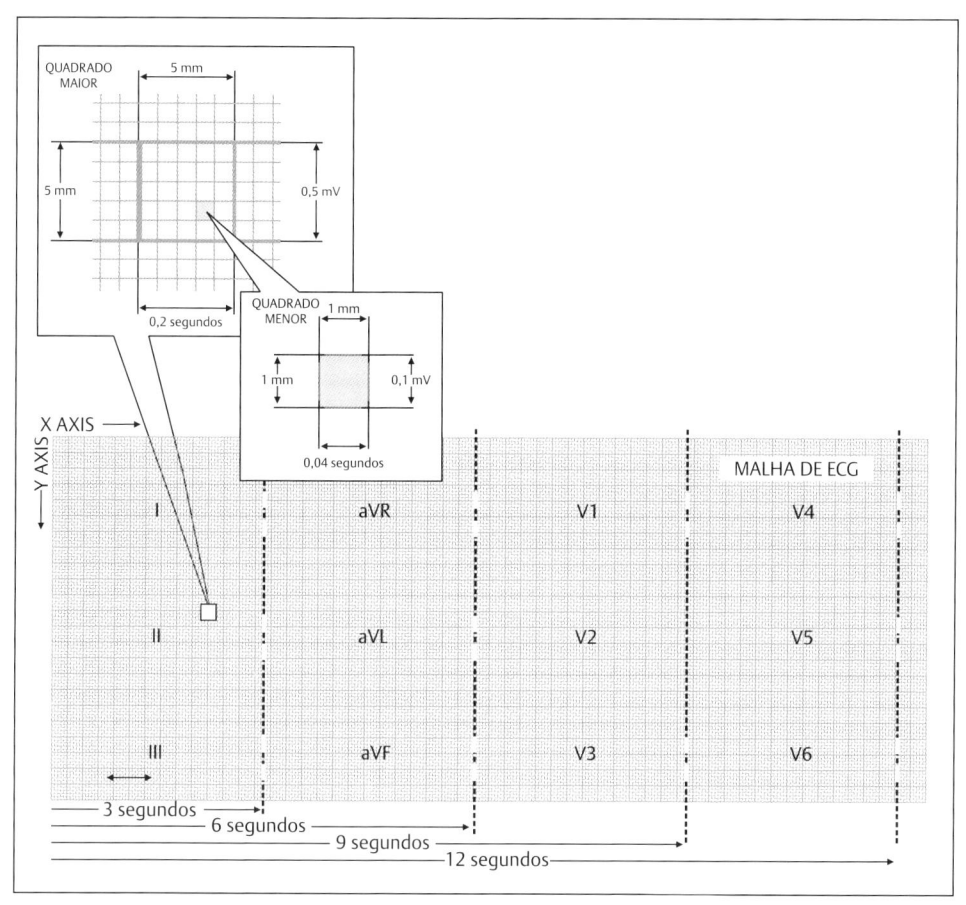

Fig. 3-6. Malha de ECG.

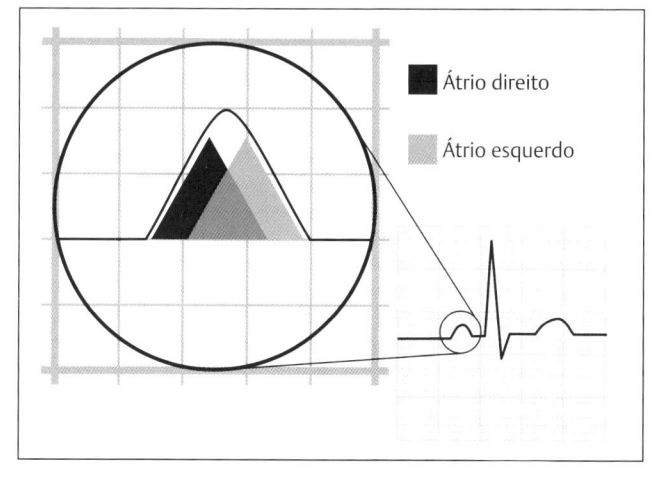

Fig. 3-7. Onda P normal.

Intervalo PR
Corresponde ao intervalo que vai do início da despolarização atrial ao início da despolarização ventricular, representada pelo complexo QRS, devendo ter duração constante de 0,12 a 0,20 segundos ou 120 a 200 ms. Esse intervalo tem duração inversamente proporcional à frequência cardíaca e encontra-se alterado, entre outros, nos bloqueios atrioventriculares. A melhor derivação para avaliá-lo é DII.

Complexo QRS
Representa a despolarização ventricular, sendo, em condições normais, sempre precedido pela onda P. A onda Q é a primeira deflexão negativa antes da onda R, que é a primeira deflexão positiva; a onda S é a primeira deflexão negativa após a onda R. Esse complexo pode apresentar-se com diversas morfologias, a partir das combinações de tamanhos das ondas que o formam e mesmo da presença ou ausência de uma ou duas delas. Deve ter duração de 0,06 a 0,1 segundo ou 60 a 100 ms e a mesma morfologia em determinada derivação. Em amplitude, deve ser menor que 25 mm. Observa-se que, nas derivações precordiais direitas, a onda S é maior que a onda R, enquanto que essa é maior nas precordiais esquerdas. Há uma progressão normal da onda R de V1 a V5, com uma pequena diminuição da amplitude em V6.

Segmento ST
Segmento que representa o intervalo entre o final da despolarização ventricular e o início da repolarização, correspondendo à fase 2 (*plateau*) do potencial transmembrana de ação, devendo ser uma linha reta isoelétrica. Sua duração normal é de 50 a 150 ms. Está classicamente alterado em situações de isquemia miocárdica, podendo estar supradesnivelado ou infradesnivelado, e em situações de repolarização precoce, nas quais encontra-se encurtado.

Onda T
Representa a repolarização ventricular, sendo arredondada e simétrica, com a mesma direção do complexo QRS. Sua duração normal é de 100 a 250 ms. Na derivação V1, assim como a onda P, a onda T poderá ser bifásica. Quando está francamente positiva nessa derivação, indica isquemia subepicárdica posterior. Nas derivações V2 e V3, ela pode ser negativa, em especial em negros e em mulheres, o que é conhecido como persistência do padrão juvenil. É sempre negativa na derivação aVR.

Intervalo QT (Fig. 3-8)
Vai do início da despolarização ventricular ao final da sua repolarização. Sua duração é inversamente proporcional à frequência cardíaca. Dessa forma, usamos a Fórmula de Bazzet para calculá-lo com a correção relacionada à frequência cardíaca. O intervalo QT corrigido (Q-Tc) não deve ser maior que 440 ms.

$$Q-Tc = \frac{q-T}{\sqrt{intervalo\ R-R}}$$

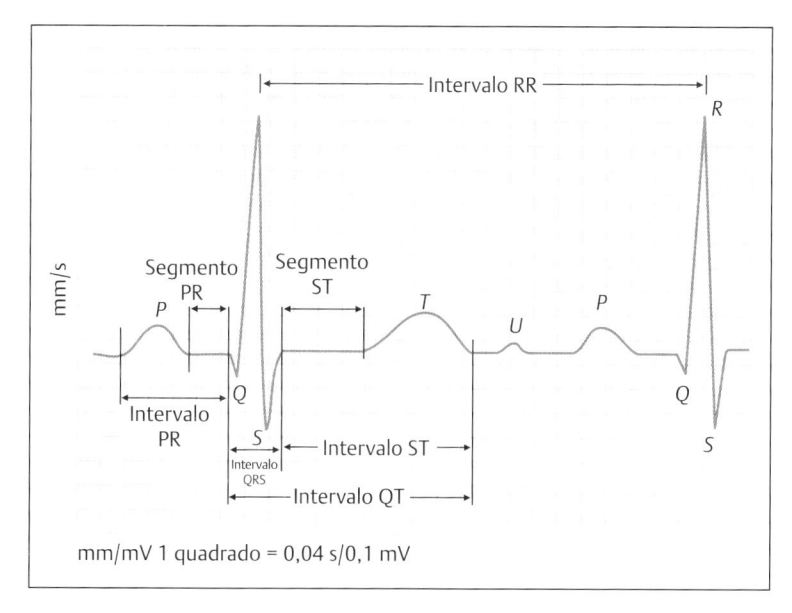

Fig. 3-8. Traçado eletrocardiográfico normal.

ECG NORMAL (FIG. 3-9)

Diante de tantas informações a serem observadas em um ECG, é importante que haja uma sistematização do que deve ser avaliado e descrito. Recomenda-se que seja seguida a sequência a seguir:

- Avaliação do ritmo. É sinusal? É regular?
- Cálculo da frequência cardíaca.
- Cálculo do eixo cardíaco.
- Avaliação da onda P. Quais é sua forma, sua amplitude e sua duração?
- Avaliação do intervalo PR. Qual sua duração?
- Avaliação do complexo QRS.
- Avaliação do segmento ST. Ele está nivelado à linha de base?
- Avaliação da onda T. Qual é sua forma e sua duração? Tem a mesma direção do complexo QRS?
- Avaliação do intervalo QT. Qual sua duração?

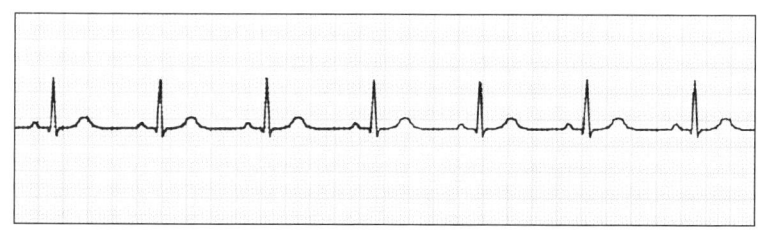

Fig. 3-9. Eletrocardiograma normal na derivação DII.

BIBLIOGRAFIA

Davies A. Starting to Read ECGs. Springer-Verlag, London; 2014.

De Luna AB. Basic Electrocardiography: Normal and Abnormal ECG Patterns. *Blackwell Publishing*; 2007.

Jones AS. ECG Notes: Interpretation and Management Guide. F. A. Davis Company, Philadelphia; 2005.

Lantieri LC. Interpretação eletrocardiográfica adulta e pediátrica. Porto Alegre: Artmed; 2006.

Thaler MS. The Only EKG Book You'll Ever Need. 5th ed. Lippincott Williams & Wilkins; 2007.

HIPERTENSÃO ARTERIAL SISTÊMICA

CAPÍTULO 4

Elton Luiz de Araújo Medeiros
Priscila Tavares Vitoriano
Aristides Medeiros Leite

INTRODUÇÃO

A hipertensão arterial sistêmica (HAS) é uma condição clínica crônica multifatorial que se caracteriza por níveis pressóricos elevados e que se sustentam em valores ≥ 140 mmHg de PAS (pressão arterial sistólica) e/ou 90 mmHg de PAD (pressão arterial diastólica).

A HAS é a doença cardiovascular crônica mais comum, sendo responsável pela maior parte dos eventos cerebrovasculares, renais e cardíacos da população mundial e acometendo, na maioria das vezes, doentes assintomáticos. Muitas vezes, é descoberta a partir de uma complicação da HAS ou quando há uma elevação súbita da pressão arterial (PA).

Associadas à HAS normalmente estão outras comorbidades, vinculadas ou não à síndrome metabólica, como diabetes, aterosclerose de membros inferiores, aterosclerose carotídea e lesões renais. Por isso, é importante atentar para toda a clínica do paciente e não apenas para o valor da PA, pois junto a esse número há um conjunto de fatores de risco.

EPIDEMIOLOGIA

Isoladamente, a HAS corresponde à terceira maior causa de mortalidade cardiovascular. Quando associada a outras patologias, é responsável por 45% das mortes cardíacas e 51% das mortes decorrentes de acidente vascular encefálico (AVE).

No Brasil, 32,5% (36 milhões) de indivíduos adultos têm hipertensão arterial, sendo mais de 60% dos idosos, participando direta ou indiretamente em 50% das mortes por doença cardiovascular (DCV), embora essa prevalência esteja em decréscimo nas últimas três décadas.

Os principais **fatores de risco** (FR) são: idade e gênero (acima de 55 anos para homens e 65 anos para mulheres), etnia (em negros é mais grave e precoce), sobrepeso e obesidade (fator de risco mais importante), sedentarismo, dietas ricas em sal, consumo crônico e elevado de álcool, fatores socioeconômicos (mais prevalentes em populações de mais baixa escolaridade) e fatores genéticos.

Além desses fatores, a pré-hipertensão, definida por valores de PAS entre 121-139 e PAD entre 81 e 89 mmHg, está associada a um maior risco de desenvolvimento de HAS e comorbidades cardíacas.

ETIOLOGIA E FISIOPATOLOGIA

Divide-se em hipertensão primária ou essencial e hipertensão secundária. A primeira é responsável por 95% dos casos e não se sabe determinar com precisão a causa, sendo, na verdade, uma união entre fatores de risco e vias fisiopatogênicas, explicadas a seguir. Na hipertensão secundária, há uma causa conhecida e, na maior parte das vezes, se trata de uma doença renal, seja do próprio parênquima ou uma estenose da artéria renal (hipertensão renovascular). Outras causas secundárias são: hiperaldosteronismo primário, síndrome da apneia e hipoapneia obstrutiva do sono (SAHOS), uso de anticoncepcionais orais, hiperparatireoidismo primário, hipo e hipertireoidismo e uso de cocaína. Algumas dessas etiologias, se abolidas, podem curar a hipertensão.

Fisiopatologia da Hipertensão Essencial

A PA é uma resultante do produto entre débito cardíaco (DC) e resistência vascular periférica (RVP), podendo elevar-se conforme o aumento de qualquer um desses parâmetros. As teorias atuais mais aceitas assumem que, na fisiopatologia da hipertensão arterial, o DC é o primeiro a se alterar, contribuindo, juntamente ao aumento da PA, para o posterior aumento da RVP por mecanismos vasculares autorregulatórios, por uma resposta vasoconstritora.

Essa PA elevada promove a liberação local, nos vasos, de substâncias tróficas que incentivam a proliferação e o desarranjo celular da parede dos vasos, fenômeno denominado remodelamento vascular. Dessa forma, as médias e pequenas artérias crescem por hipertrofia, enquanto as arteríolas diminuem seu calibre. Em resumo, com o passar do tempo, a RVP segue aumentando em decorrência do descontrole da PA e hipertensão segue aumentando, em um ciclo vicioso.

Os mecanismos fisiopatológicos que promovem isso são diversos e alguns não totalmente esclarecidos:

- *Hereditariedade e fatores ambientais:* há uma predisposição genética em 30-60% dos casos de HAS primária.
- *Retenção de sódio e água pelos rins:* há uma hipersensibilidade ao NaCl e uma dificuldade de excretar esse excedente, já que os níveis de PA para ocorrer a natriurese precisam ser maiores nesses indivíduos.
- *Sistema renina-angiotensina-aldosterona:* há um possível aumento de produção de renina, com consequente maior concentração de angiotensina II. Essa última promove uma série de eventos sobre a PA: vasoconstrição arterial e venosa, retenção de sódio e água e efeito trófico vascular (contribuindo para o remodelamento vascular).
- *Sistema nervoso:* desencadeado pela descarga adrenérgica e hiperestimulação crônica, não se conhecendo ainda o que leva a essa hiperestimulação. Diferentes indivíduos no mesmo ambiente terão respostas diferentes ao estresse. Essa hiper-reativade, atuando em vários órgãos, promove aumento de catecolaminas, aumento de frequência cardíaca (FC), aumento de DC e aumento da RVP, contribuindo para a alteração da PA.
- *Resistência insulínica:* normalmente cursa com hiperinsulinemia, frequentemente associada à HAS na síndrome metabólica. Esse aumento de insulina circulante age promovendo hipertensão pelos seguintes mecanismos: aumento da atividade simpática; alteração do perfil lipídico; aumento do PAI-1 (inibidor do ativador do plasminogênio), responsável por lisar os pequenos coágulos, portanto esse aumento favorece a formação de microtrombos na microcirculação e, possivelmente, lesões de órgãos-alvos; aumento do ácido úrico.
- *Disfunção endotelial:* pela diminuição da biodisponibilidade de óxido nítrico (NO).

DIAGNÓSTICO E CLASSIFICAÇÃO

A hipertensão arterial é uma doença pouco sintomática. Eventualmente, aparecem sintomas como a "cefaleia hipertensiva", que ocorre de manhã e está localizada na região occipital, além de outros sintomas inespecíficos como tontura, palpitações, fatigabilidade fácil e impotência.

Assim, como a maior parte dos casos são assintomáticos, o diagnóstico de HAS se inicia por meio da triagem de rotina obrigatória da medição da PA no consultório, com posterior ou não monitorização residencial (MRPA) ou a monitorização ambulatorial (MAPA). Pelo menos duas medições de PA por visita, em pelo menos duas visitas, com valores acima de 140/90 mmHg indica esse diagnóstico (GR: I; NE: C). Existem ainda algumas situações peculiares no diagnóstico da HAS. São essas:

- *Hipertensão do avental branco (HAB):* PA >140 × 90 apenas quando um médico ou profissional de saúde afere a pressão do paciente.
- *Hipertensão mascarada (HM):* situações nas quais a PA só está alterada no MAPA, que avalia continuadamente a pressão por meio de um aparelho acoplado, e não ao ser aferida em consultório.
- *Efeito do avental branco (EAB):* quando um profissional de saúde mede a pressão em alguns pacientes normotensos ou até hipertensos pode ocorrer um aumento de até 20 mmHg na PAS e 10 mmHg na PAD.
- *Hipertensão sistólica isolada:* PAS >140 mmHg com PAD < 90 mmHg. Muito comum em idosos.
- *Pseudo-hipertensão do idoso:* endurecimento das artérias pela arteriosclerose impede o fechamento do vaso avaliado pelo esfigmomanômetro, o que gera um falso aumento da PA. Deve ser realizada a manobra de *Osler*, que é positiva quando a artéria continua sendo palpada mesmo após o manguito inflado em valores superiores a 30 mmHg após o desaparecimento do pulso.

Por causa dessas situações, alguns casos, detalhados na Figura 4-1, devem ser indicados à realização de MRPA ou MAPA. A MRPA consiste na obtenção residencial de duas medidas da PA antes de o paciente tomar a medicação e se alimentar e duas medidas à noite, antes do jantar, por sete dias. O diagnóstico de HAS é feito se valores de PA > 135 × 85 mmHg. Na MAPA, o paciente terá sua PA monitorizada durante as 24 horas do dia, o que permite identificar as alterações circadianas. São valores anormais: média da PA ≥ 130 × 80 em 24 h, PA ≥ 135 × 85 em vigília e PA ≥ 120 × 70 durante o sono.

Dado o diagnóstico, o paciente deve ser classificado. Essa classificação denota o grau de risco do paciente para eventos cardiovasculares e se baseia no maior valor de pressão, seja a PAS ou a PAD (Quadro 4-1).

Quadro 4-1. Estadiamento da HAS de acordo com a VII Diretriz Brasileira de Hipertensão

Classificação	PAS (mmHg)	PAD (mmHg)
Normal	≤ 120	≤ 80
Pré-hipertensão	121-139	81-89
Hipertensão estágio 1	140-159	90-99
Hipertensão estágio 2	160-179	100-109
Hipertensão estágio 3	180	≥ 110

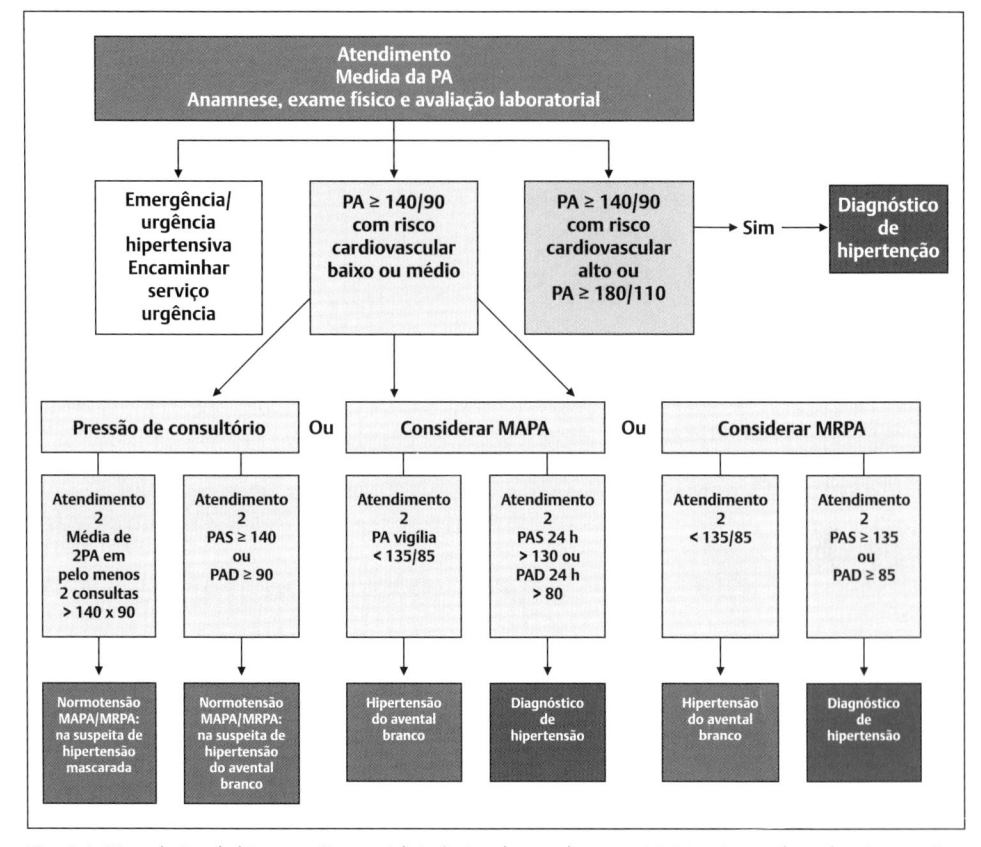

Fig. 4-1. Diagnóstico de hipertensão arterial sistêmica de acordo com a VII Diretriz Brasileira de Hipertensão.

Avaliação do Paciente Hipertenso

Confirmado o diagnóstico de HAS e realizado o estadiamento, os próximos passos da propedêutica são coletar a história clínica, realizar exame físico e solicitar os exames complementares. Os objetivos dessa abordagem são identificar fatores de risco e estratificar o risco cardiovascular global, pesquisar lesões em órgãos-alvos ou a presença de outras doenças associadas e investigar indícios de HAS secundária.

Anamnese

Em ordem sequencial, deve-se documentar:

- Idade.
- Profissão (a fim de correlacionar com o nível de estresse).
- Gênero.
- Etnia.
- Fatores socioeconômicos.
- Tempo de diagnóstico.
- Evolução da doença.

- Tratamento prévio.
- História de outras doenças (atentar para hipertensão secundária).
- Uso de medicamentos atuais que possam aumentar a PA (anorexígenos, anticongestionantes e anti-inflamatórios, anticoncepcionais e estimulantes, por exemplo).
- Avaliar a qualidade do sono (descartar SAHOS).
- Pesquisar fatores de risco adicionais (Quadro 4-2).

Exame Físico

É necessário coletar dados como PA, peso e altura (para cálculo de IMC), circunferência abdominal (CA) e frequência cardíaca (FC). Para rastrear lesões de órgãos-alvos e/ou HAS secundária é imprescindível que seja feito, em todo paciente hipertenso, a realização de exames e a procura de sinais mostrados na Quadro 4-3.

Quadro 4-2. Fatores de Risco Adicionais para Risco Cardiovascular na Propedêutica da Hipertensão Arterial Sistêmica

Idade: ≥ 55 anos para homens e ≥ 65 anos para mulheres

Familiar de 1º grau com DCV precoce: < 55 anos em homens e < 65 anos em mulheres

Tabagismo

Resistência insulínica

Obesidade: IMC ≥ 30 kg/m² e/ou circunferência abdominal ≥ 102 cm em homens e ≥ 88 cm em mulheres

Dislipidemias

Quadro 4-3. Significados de Dados do Exame Físico em Pacientes Hipertensos

Detecção clínica ou subclínica de lesões de órgãos-alvos

Cérebro: déficits motores ou sensoriais

Retina: lesões à fundoscopia

Artérias: ausência de pulsos, assimetrias ou reduções, lesões cutâneas, sopros

Coração: desvio do ictus, presença de B3 ou B4, sopros, arritmias, edema periférico, crepitações pulmonares

Sinais que sugerem causas secundárias

Características cushingoides

Palpação abdominal: rins aumentados (rim policístico)

Sopros abdominais ou torácicos (renovascular, coartação de aorta, doença da aorta ou ramos)

Pulsos femorais diminuídos (coartação de aorta, doença da aorta ou ramos)

Diferença da PA nos braços (coartação de aorta e estenose de subclávia)

Modificado da VII Diretriz Brasileira de Hipertensão Arterial.

Exames Complementares

Todo paciente HAS deve realizar alguns exames de rotina (Quadro 4-4).

De acordo com a história do paciente, outros **exames adicionais** devem ser feitos para detectar doenças associadas à hipertensão, como insuficiência cardíaca (IC), doença renal crônica (DRC), doença arterial periférica e diabetes melito (DM) (Quadro 4-5).

Em muitos ambulatórios de cardiologia, o ecocardiograma é feito de rotina em hipertensos de longa data pela alta probabilidade de alterações hipertróficas, respeitando, então, a suspeita clínica da indicação formal.

Estratificação de Risco Cardiovascular

Todo paciente hipertenso deve ter seu risco avaliado, pois isso muda a conduta terapêutica e estabelece prognóstico. A classificação do risco cardiovascular (RCV) diretamente

Quadro 4-4. Exames de Rotina para o Paciente Hipertenso

Análise de urina (GR: I; NE: C)	Glicemia de jejum (GR: I; NE: C) e HbA1c (GR: I; NE: C)
Ritmo de filtração glomerular estimado (RFG-e) (GR: I; NE: B)	Colesterol total, HDL-C e triglicérides plasmáticos (GR: I; NE: C)
Eletrocardiografia convencional (GR: I; NE: B)	Creatinina plasmática (GR: I; NE: B), potássio plasmático e ácido úrico plasmático (GR: I; NE: C)

Modificado da VII Diretriz Brasileira de Hipertensão Arterial.

Quadro 4-5. Exames Adicionais mais Importantes para o Paciente Hipertenso

Exame	Indicações
Ecocardiografia ou Radiografia simples de tórax, sendo esse primeiro mais acurado, pois avalia volumes e função diastólica	Suspeita clínica de IC e/ou indícios de hipertrofia ventricular esquerda (HVE) no ECG
Medida de albuminúria (valores normais: < 30 mg/ 24 h)	Hipertensos diabéticos ou com dois ou mais FR
Ultrassonografia de carótidas	Suspeita de doença carotídea
Teste ergométrico	Indícios de isquemia miocárdica em pacientes sem contraindicações
MRPA	Pacientes com suspeitas de HAV, HM, EAB ou pré-eclâmpsia em grávidas, como também em casos de variabilidade da PA, hipotensão postural e hipertensão resistente
MAPA, pois avalia melhor o sono	HAS em casos suspeitos de SAHOS, DRC ou DM
USG renal ou com Doppler	Massas ou sopros abdominais
HbA1c	Quando glicemia de jejum > 99 mg/dL, história familiar de DM tipo 2 ou diagnóstico prévio de DM tipo 2 e obesidade

Modificado da VII Diretriz Brasileira de Hipertensão Arterial.

HIPERTENSÃO ARTERIAL SISTÊMICA

relacionado à HAS depende dos níveis da PA, dos fatores de risco associados, das lesões de órgãos-alvos (LOAs) e da presença de doença cardiovascular (DCV) ou doença renal. A Figura 4-2 exemplifica como deve ser feita essa abordagem.

Uma outra abordagem é a estimativa do RCV em qualquer pessoa, hipertensa ou não, com idade entre 30-74 anos. Nessa, deve-se fazer inicialmente uma identificação da doença

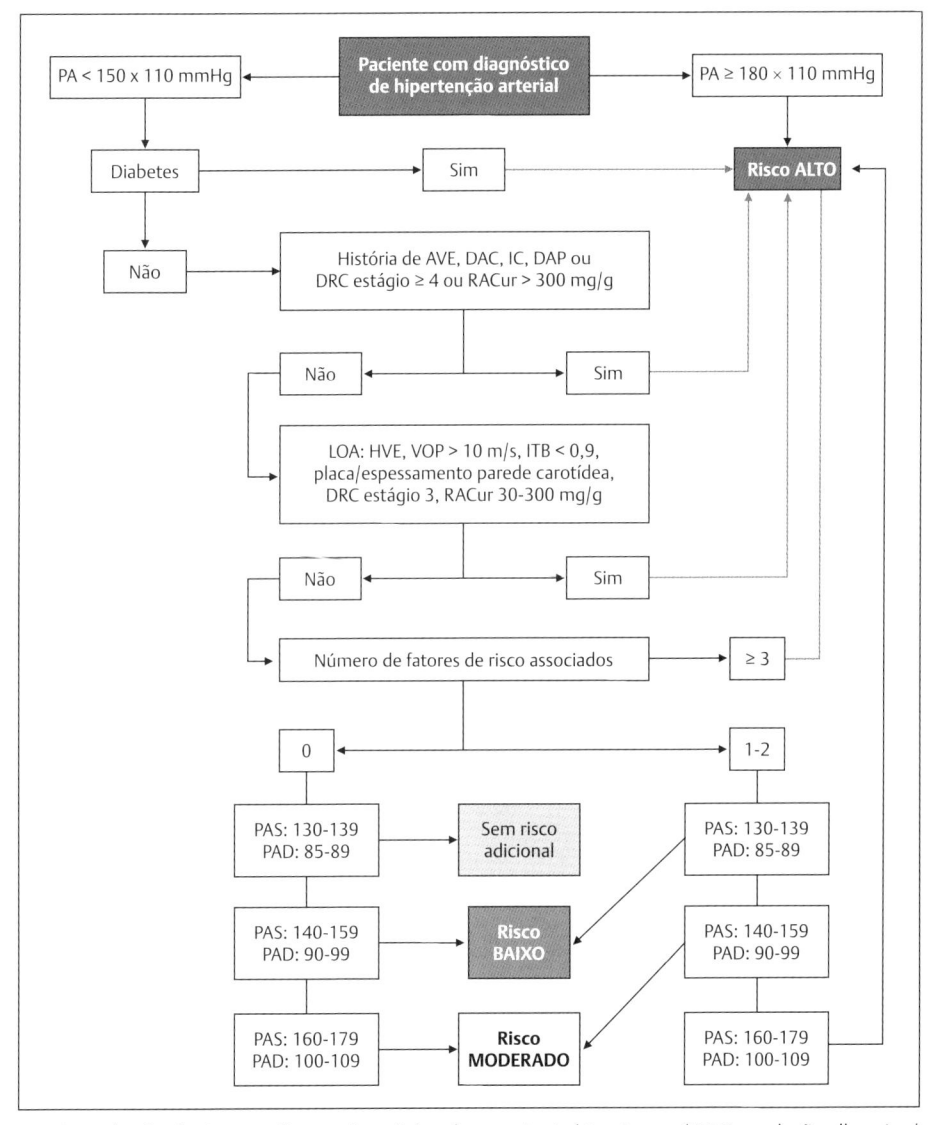

Fig. 4-2. Avaliação do risco cardiovascular adicional no paciente hipertenso. *RACur: relação albumina/creatinina urinária; LOA: lesão de órgão-alvo; VOP: velocidade da onda de pulso; PA: pressão arterial; AVE: acidente vascular encefálico; DAC: doença arterial coronária; IC: insuficiência cardíaca; DAP: doença arterial periférica; PAS: pressão arterial sistólica; PAD: pressão arterial diastólica. (Modificada da VII Diretriz Brasileira de Hipertensão Arterial.)

aterosclerótica e seus equivalentes. Caso presente, já classifica-se o paciente como alto risco, com RCV > 20%. Se ausente, parte-se para o cálculo do escore de risco global (ERG), avaliando sexo, idade, níveis de HDL e colesterol total, valores de PAS não tratada e tratada, presenças de tabagismo e diabetes.

Valores desse escore não serão abordados neste capítulo, já que podem ser consultados em muitos aplicativos para *smartphones*. No entanto, é importante saber que: ERG < 5%, na ausência de história familiar é considerado como baixo risco; homens com ERG = 5-20% e mulheres com ERG entre 5-10% são considerados como de risco intermediário; homens com ERG > 20% e mulheres com ERG > 10% são de alto risco.

Pacientes de risco intermediário devem ser reclassificados para alto risco se apresentarem pelo menos um dos **fatores agravantes do RCV**, como história de DAC prematura em parente de 1° grau, diagnóstico de síndrome metabólica, microalbuminúria ou albuminúria, HVE, proteína-C reativa > 2 mg/L, espessura mediointimal de carótidas > 1,0 mm, escore de cálcio coronário > 100 ou DAP com ITB < 0,9.

COMPLICAÇÕES

A HAS predispõe, independente de outros fatores, a doenças, como insuficiência cardíaca, doença arterial coronariana (DAC), acidente vascular encefálico (AVE), doença renal e doença arterial periférica (DAP).

- *No coração:* as doenças cardíacas são as que mais matam no paciente hipertenso. A cardiopatia hipertensiva é o resultado de adaptações estruturais e funcionais que levam à HVE, IC, anormalidades do fluxo causadas por DAC aterosclerótica, bem como doença microvascular e arritmias cardíacas. Pacientes com HVE têm maior risco para DAC, AVE, ICC e morte súbita. Sobretudo, o controle agressivo da PA pode regredir ou reverter a HVE.
- *No cérebro:* a PA elevada é o fator de risco mais evidente para AVE, principalmente em PAS aumentadas em idosos. Essa patologia é responsável pela segunda causa de morte no mundo, sendo também de alta morbidade, já que a maioria desses eventos não são fatais. O tratamento da HAS reduz a incidência de AVE, seja isquêmico ou hemorrágico.
- *No rim:* a principal complicação é a lesão renal, podendo cursar com doença renal crônica em estado terminal (DRET), sendo os indivíduos negros mais susceptíveis que os brancos. Na clínica, a albuminúria (razão aleatória albumina/creatinina urinária > 300 mg/g) ou a microalbuminúria (razão aleatória albumina/creatinina urinária de 30 a 300 mg/g) são marcadores iniciais de lesão renal, como também predizem maior risco para a progressão de doenças renais e cardiovasculares.
- *Nas artérias periféricas:* pacientes hipertensos com DAP progridem com maior chance para outras doenças vasculares como AVE, DAC e DRET. Essas lesões estenóticas podem ser assintomáticas ou se manifestar com claudicação intermitente. O diagnóstico é feito por meio do ITB.
- *Nos olhos:* pode ocorrer um remodelamento vascular das arteríolas retinianas que leva à lesão tecidual grave, com isquemia e hemorragia. A fundoscopia deve sempre ser realizada pois a retinopatia hipertensiva se correlaciona com lesões em outros órgãos como rins e cérebro.

TRATAMENTO

Decisão Terapêutica

O tratamento da HAS se baseia em tratamentos não medicamentosos (TNM) e medicamentosos com anti-hipertensivos, mas nem todos necessitarão dessa dupla abordagem.

Indivíduos com HAS estágio 2, 3 ou estágio 1 com RCV alto devem iniciar de imediato o tratamento anti-hipertensivo não medicamentoso e medicamentoso. Em pacientes com RCV intermediário ou baixo, o tratamento não medicamento deve ser instruído durante três e seis meses, respectivamente. Caso não surta resultados, inicia-se a terapia medicamentosa.

Pré-hipertensos na faixa de PA entre 130-139 × 85-89 mmHg devem iniciar de imediato tratamento não medicamentoso, pois isso reduz a evolução para HAS. Pode-se utilizar medicamentos de forma individualizada caso exista uma DCV estabelecida, ou caso o RCV seja alto, e os inibidores do sistema renina-angiotensina-aldosterona (SRAA) serão os escolhidos.

Em idosos, a HAS sistólica isolada deve ser tratada se níveis > 140 mmHg de PAS para pacientes > 60 anos e valores de PAS > 160 mmHg, se idade > 80 anos.

Metas Pressóricas (Quadro 4-6)
Na busca para atingir a meta, hipertensos em geral devem ter sua PA analisada a cada mês e corrigida. Em idosos, com PA inicialmente muito alta, presença de comorbidades e/ou uso de medicações múltiplas, a redução da PA precisa ser mais gradual até atingir a meta.

Tratamento Não Medicamentoso
O TNM deve ser indicado em todo hipertenso, visto que a implementação de mudanças no estilo de vida (MEV) afeta, de maneira favorável, a pressão arterial. Em geral, essa abordagem envolve controle ponderal, medidas nutricionais, prática de atividades físicas, cessação do tabagismo, controle de estresse, entre outros. Por exemplo, para cada 5% de perda ponderal ocorre uma queda de 20-30% da PA.

As MEV também têm implicações diretas na prevenção da HAS para promoção da saúde, sendo, portanto, indicadas em indivíduos pré-hipertensos e como adjuvantes à terapia medicamentosa. As modificações que devem serem feitas na vida de todo hipertenso estão elencadas no Quadro 4-7.

Outras recomendações surtem algum efeito na redução da PA, como: consumo de ácidos graxos ômega 3 em doses ≥ 2 g/dia de eicosapentanoico (EPA) + docosaexaenoico (DHA); maior consumo de fibras, principalmente o betaglucano presente na aveia e cevada; consumo de oleaginosas da castanha; consumo de laticínios com baixo teor de gordura; suplementação alimentar com alho; consumo baixo ou moderado de café e chá verde; consumo de chocolate amargo (cacau a 70%); e práticas de gerenciamento de estresse como psicoterapias comportamentais, meditação, *biofeedback* e relaxamento.

Quadro 4-6. Metas Pressóricas em Relação a Características Individuais

Classe	Meta recomendada
Hipertensos estágios 1 e 2, com RCV baixo e intermediário e estágio 3	< 140 × 90 mmHg
Hipertensos estágios 1 e 2 com RCV alto*	< 130 × 80 mmHg

Modificado da VII Diretriz Brasileira de Hipertensão Arterial.
*Para pacientes com DAC, a PA não deve ficar < 120 × 70 mmHg, pela chance de lesão miocárdica e eventos cardiovasculares, em virtude da má perfusão coronariana. Para diabéticos, a classe de recomendação é IIB, nível de evidência B.

Quadro 4-7. TNM para Pacientes Hipertensos

Modificações no estilo de vida para tratamento de HAS*	
Modificação	**Meta**
Redução do peso	IMC < 25 kg/m²
Redução dietética do sal	NaCl < 6 g/dia
Plano dietético do tipo DASH	Dieta rica em frutas, vegetais e laticínios com baixo teor de gordura com conteúdo reduzido de gorduras saturadas e totais
Moderação no consumo de álcool	Homens: 2 ou menos doses/dia. Mulheres 1 ou nenhuma dose/dia
Atividade física	Atividade aeróbica regular leve 30 minutos/dia todos os dias ou atividades mais intensas com menor frequência

Modificado de Medicina interna de Harrison.
*Procurar sempre a atuação de equipe multiprofissional, pois promove melhor controle da PA.

Tratamento Medicamentoso

O **objetivo do tratamento medicamentoso** (TM) é a redução da PA e da morbimortalidade CV, e apenas as classes de primeira linha fazem isso. As classes de medicamentos anti-hipertensivos de 1ª linha são diuréticos (DIU), bloqueadores de canal de cálcio (BCC), inibidores da enzima conversora de angiotensina (IECA), bloqueadores do receptor de angiotensina II (BRA) e betabloqueadores (BB). BB têm eficácia inferior à dos demais, com exceção de alguns casos nos quais seu uso se torna preferencial: DAC, IC com fração de ejeção reduzida, taquiarritmias, tremor essencial, cefaleia vascular e hipertireoidismo.

Inicialmente, deve-se orientar o paciente sobre a importância do uso contínuo da medicação e iniciá-la após o despertar, como também falar sobre a eventual necessidade de ajuste de doses, da troca ou associação de medicamentos e ainda do eventual aparecimento de efeitos adversos. Na prescrição, preferir sempre drogas de menor custo e menor frequência posológica, a fim de melhorar a adesão terapêutica. A PA deve ser medida após 4 semanas de início ou mudança do tratamento, e a conduta deve seguir conforme a Figura 4-3.

Princípios da prescrição de anti-hipertensivos: se indicada a monoterapia, deve-se preferir iniciar com um DIU (clortalidona, de preferência), já que apresenta a maior evidência de efetividade com relação a redução de eventos CV. Caso seja necessário o uso de combinações, a melhor alternativa é combinar um IECA com um BCC, para efeito de redução de morbimortalidade CV e progressão de doença renal; sempre evitar combinar medicamentos de mecanismos de ação semelhantes; ter cautela ou evitar usar DIU e BB em pacientes diabéticos ou com resistência insulínica, pois ambos alteram o metabolismo dos glicídios; a combinação IECA e BRA é contraindicação absoluta; em pacientes com HAS resistente, ou seja, com PA acima da meta com o uso de três drogas na dose máxima tolerada, sendo uma delas um DIU, a quarta droga deve ser a espironolactona.

Os principais detalhes acerca dos medicamentos e esquemas anti-hipertensivos estão descritos no Quadro 4-8.

HIPERTENSÃO ARTERIAL SISTÊMICA

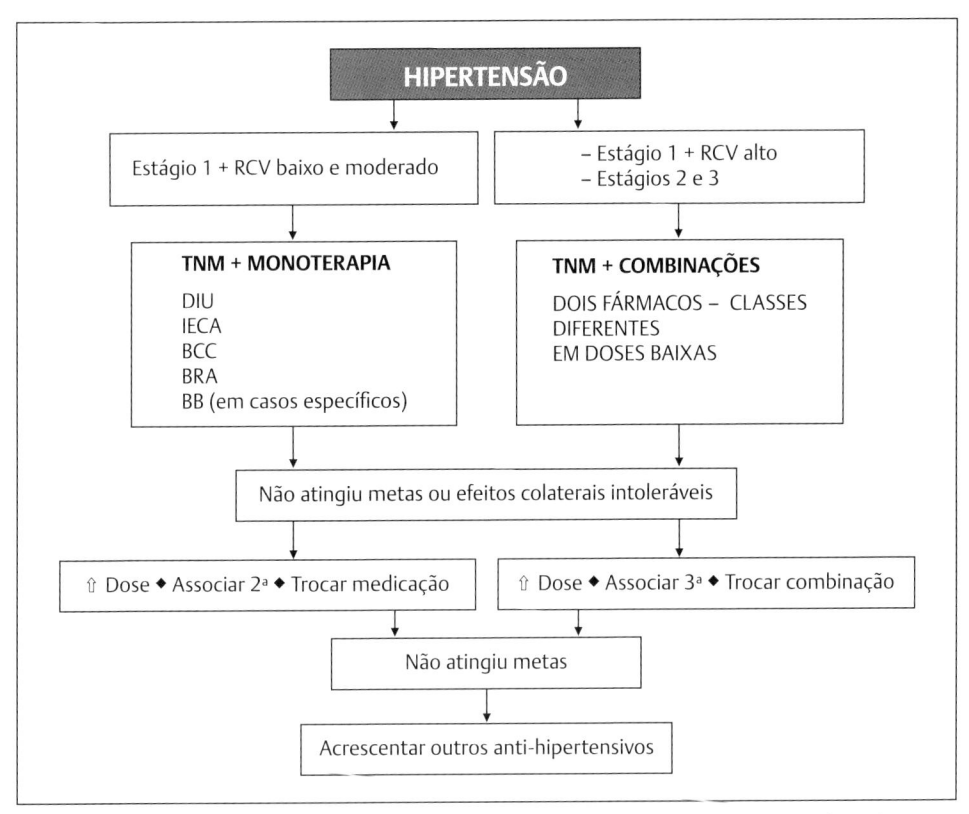

```
                        ┌─────────────────┐
                        │   HIPERTENSÃO   │
                        └─────────────────┘
                           │           │
            ┌──────────────┘           └──────────────┐
            ▼                                         ▼
┌───────────────────────────────┐       ┌──────────────────────────────┐
│ Estágio 1 + RCV baixo e       │       │ – Estágio 1 + RCV alto       │
│ moderado                      │       │ – Estágios 2 e 3             │
└───────────────────────────────┘       └──────────────────────────────┘
            │                                         │
            ▼                                         ▼
┌───────────────────────────────┐       ┌──────────────────────────────┐
│    TNM + MONOTERAPIA          │       │    TNM + COMBINAÇÕES         │
│    DIU                        │       │    DOIS FÁRMACOS – CLASSES   │
│    IECA                       │       │    DIFERENTES                │
│    BCC                        │       │    EM DOSES BAIXAS           │
│    BRA                        │       │                              │
│    BB (em casos específicos)  │       │                              │
└───────────────────────────────┘       └──────────────────────────────┘
            │                                         │
            └──────────────┬──────────────────────────┘
                           ▼
        ┌──────────────────────────────────────────────┐
        │ Não atingiu metas ou efeitos colaterais      │
        │ intoleráveis                                 │
        └──────────────────────────────────────────────┘
                 │                            │
                 ▼                            ▼
    ┌────────────────────────────┐  ┌──────────────────────────────────┐
    │ ⇧ Dose ◆ Associar 2ª ◆     │  │ ⇧ Dose ◆ Associar 3ª ◆           │
    │ Trocar medicação           │  │ Trocar combinação                │
    └────────────────────────────┘  └──────────────────────────────────┘
                 │                            │
                 └──────────────┬─────────────┘
                                ▼
                  ┌──────────────────────────┐
                  │   Não atingiu metas      │
                  └──────────────────────────┘
                                │
                                ▼
                ┌────────────────────────────────────┐
                │ Acrescentar outros anti-           │
                │ hipertensivos                      │
                └────────────────────────────────────┘
```

Fig. 4-3. Conduta medicamentosa no paciente hipertenso. (Modificada da VII Diretriz Brasileira de Hipertensão Arterial.)

Quadro 4-8. Medicamentos Utilizados no Tratamento da Hipertensão Arterial Sistêmica

		Principais fármacos de uso oral utilizados no tratamento da HAS			
Classe	Exemplos	Posologia	Outras indicações	Contraindicações/precauções	Efeitos colaterais
Diuréticos tiazídicos	Hidroclorotiazida	12,5 a 25 mg (1-2× ao dia)	■ ICC decorrente de disfunção sistólica ■ Insuficiência renal	■ Diabetes, ■ Dislipidemias ■ Hiperuricemia ■ Gota ■ Hipopotassemia	■ Hipovolemia ■ Hiperglicemia ■ Hiponatremia ■ Hiperlipidemia ■ Hipocalemia ■ Hiperuricemia ■ Hipomagnesemia ■ Impotência sexual
	Clortalidona	12,5 a 25 mg (1)			
Inibidores da ECA	Captopril	25-100 mg/dia (2-3)	■ Pós-IM ■ DAC ■ ICC com baixa fração de ejeção ■ Nefropatia	■ Gravidez/insuficiência renal ■ Estenose de artéria renal bilateral ■ Hiperpotassemia	■ Tosse seca ■ Angioedema, erupções cutâneas ■ IRA na doença renovascular ■ Pancreatite ■ Leucopenia
	Enalapril	2,5-40 mg/dia (1-2)			
	Lisinopril	10-40 mg/dia (1)			
Antagonistas da angiotensina II	Losartan	25-100 mg/dia (1-2)	■ ICC com baixa fração de ejeção ■ Nefropatia ■ Tosse por uso de IECA	■ Gravidez/insuficiência renal ■ Estenose de artéria renal bilateral ■ Hiperpotassemia	■ Erupções cutâneas ■ IRA na doença renovascular ■ Pancreatite ■ Leucopenia
	Valsartan	80-320 mg/dia (1-2)			
	Candesartan	8-32 mg/dia (1-2)			
Bloqueadores do canal de cálcio	Anlodipino	2,5 a 10 mg/dia (1)	■ Tratamento da HAS em pacientes com DAC		■ Edema maleolar (principal) que pode evoluir com dermatite ocre no terço distal da perna ■ Cefaleia ■ Tonteira ■ Rubor facial
	Nifedipino *Oros.* (liberação lenta)	30 a 60 mg/dia (1)			

Classe	Fármaco	Dose	Indicações	Efeitos adversos
Betabloqueadores de 1ª geração	Propranolol	40-160 mg/dia (2)	■ Tremor essencial ■ Síndromes hipercinéticas ■ Cefaleia de origem vascular ■ Hipertensão portal	■ Broncospasmo ■ Bradicardia ■ Distúrbio da condução AV ■ Insônia/pesadelos/depressão (BB lipossolúveis) ■ Disfunção erétil ■ Intolerância à glicose (bloqueio à liberação de insulina pelo pâncreas) ■ Dislipidemia (aumento de LDL e triglicerídeos + redução do HDL)
	Pindolol	25-100 mg/dia (2)	■ Vigência de intoxicação pela cocaína e também na angina de Prinzmetal ■ Asma ■ DPOC e bloqueio atrioventricular de 2º e 3º graus (BB de 1ª e 2ª geração)	
Betabloqueadores de 2ª geração	Atenolol	25-100 mg/dia (1)	■ Angina ■ ICC decorrente de disfunção sistólica ■ Pós-IM ■ Taquicardia sinusal ■ Taquiarritmias ventriculares	
	Metoprolol	50-100 mg/dia (1 a 2)		
Betabloqueadores de 3ª geração	Carvedilol	12,5-50 mg/dia (2)	■ ICC	■ Broncospasmo ■ Bradicardia ■ Distúrbio da condução AV ■ Insônia/pesadelos/depressão (BB lipossolúveis) ■ Disfunção erétil
Antagonista de aldosterona	Espironolactona	50 a 100 mg/dia (1 a 2)	■ ICC decorrente de disfunção sistólica ■ Hiperaldosteronismo primário	■ Insuficiência renal ■ Hiperpotassemia ■ Hiperpotassemia ■ Disfunção sexual ■ Ginecomastia

BIBLIOGRAFIA

Braunwald E *et al.* Braunwald's Heart Disease: A Textbook of Cardiovascular Medicine. 10. ed., Saunders Elsevier; 2017.

Kasper DL *et al* Medicina interna de Harrison [recurso eletrônico]. 19. ed. Porto Alegre: AMGH, 2017.

Magalhães CC *et al.* Tratado de Cardiologia SOCESP. 3. ed. São Paulo: Manole; 2015.

Malachias MVB *et al.* 7ª Diretriz Brasileira de Hipertensão Arterial. *Arq Bras Cardiol.* 2016;107(3 Supl. 3):1-83

Mancia G *et al.* Guidelines for the management of arterial hypertension: The Task Force for the management of arterial hypertension of the European Society of Hypertension (ESH) and of the European Society of Cardiology (ESC). *Eur Heart J.* 2013 Jun 14; [e-pub ahead of print].

Moreira MCV, Montenegro ST, Paola AAV. Livro-texto da Sociedade Brasileira de Cardiologia. 2. ed. São Paulo: Manole; 2015.

Paul A *et al.* Evidence-Based Guideline for the Management of High Blood Pressure in Adults Report From the Panel Members Appointed to the Eighth Joint National Committee (JNC 8). *JAMA.* 2014;311(5):507-520.

Porto CC. Semiologia Médica. 7. ed. Rio de Janeiro: Guanabara Koogan; 2013.

INSUFICIÊNCIA CARDÍACA

CAPÍTULO 5

Ícaro Luan Cordeiro da Costa Moura
Priscila Tavares Vitoriano
Aristides Medeiros Leite

INTRODUÇÃO

A insuficiência cardíaca (IC) é uma síndrome cardiológica multifatorial decorrente de anormalidades estruturais e/ou funcionais em que há alteração do enchimento ou da ejeção ventricular, podendo cursar com redução ou não do débito cardíaco ou ainda necessitando de elevações pressóricas nas câmaras cardíacas, pelo fato das demandas perfusionais teciduais não serem suficientemente atendidas.

Tem sido apontada como um importante problema de saúde pública e considerada como uma nova epidemia com elevada mortalidade e morbidade, a despeito dos avanços da terapêutica atual.

EPIDEMIOLOGIA

Estima-se que a IC acometa cerca de 23 milhões de pessoas em todo o mundo, com taxas de incidência e de prevalência alcançando proporções epidêmicas. Dados do American Heart Association (AHA) estimam que a prevalência da IC aumentará em 46% de 2012 até 2030, resultando em mais de 8 milhões de pessoas acima dos 18 anos nos Estados Unidos. A prevalência em ascensão deve-se, provavelmente, ao aumento da expectativa de vida, ao aumento da sobrevida de pacientes cardiopatas, bem como pelo aumento da população de alto risco para as doenças cardiovasculares (DCV), a exemplo de portadores de cardiopatia isquêmica, hipertensão arterial, diabetes melito e disfunção renal.

No Brasil, o I Registro Brasileiro de IC (BREATHE) apontou que a IC foi a principal causa cardíaca associada à internação por DCV, correspondendo a 21% de todas as internações por DCV, além de ser responsável por 26.694 óbitos apenas no ano de 2012.

Nesse registro, a média de idade dos pacientes foi de 64 ± 16 anos, com 73,1% acima dos 75 anos, predominando em mulheres (60%). A maioria dos pacientes era de etnia branca autorreferida (59%). Em 58,7% dos pacientes, a disfunção sistólica do ventrículo esquerdo predominou, sendo a grande maioria decorrente de hipertensão arterial (70,8%) e a má aderência medicamentosa foi o fator associado mais frequente das descompensações.

ETIOLOGIA

No Brasil, a principal etiologia da IC é a cardiopatia isquêmica crônica associada à hipertensão arterial. Em determinadas regiões geográficas do país e em áreas de baixas condições socioeconômicas, ainda existem formas de IC associadas à doença de Chagas, endomiocardiofibrose e a cardiopatia valvular reumática crônica, que são situações especiais de IC em parte do nosso meio.

FISIOPATOLOGIA

Atualmente, a IC é entendida como uma doença progressiva iniciada após um fator agressor, seja de forma abrupta, como no caso de um infarto agudo do miocárdio (IAM), ou mesmo de forma insidiosa, como no caso de sobrecargas hemodinâmicas.

Na vigência de disfunção ventricular, mecanismos compensatórios são ativados. Entretanto, a ativação prolongada desses mecanismos promove uma série de mudanças moleculares e celulares que, coletivamente, culminam em dano celular, podendo gerar remodelamento ventricular, determinando a progressão da doença e instaurando a fase sintomática no paciente.

Mecanismos Compensatórios

Sistema Nervoso Simpático

Em pacientes com IC, o aumento do tônus adrenérgico é um dos mecanismos mais precocemente ativados na manutenção da homeostasia cardiovascular. Essa ativação é acompanhada pela redução do tônus parassimpático, induzida por impulsos inibitórios dos barorreceptores arteriais e cardiopulmonares.

O aumento do tônus simpático leva ao aumento dos níveis locais e sistêmicos de noradrenalina (NE). Além do aumento do débito cardíaco, a NE produz nos rins a ativação do sistema renina-angiotensina-aldosterona (SRAA), aumento de retenção de sal e água e resposta atenuada a fatores natriuréticos. Na vasculatura periférica, a NE induz vasoconstrição.

A exposição prolongada a altos níveis de NE em pacientes com IC induz efeitos deletérios nos cardiomiócitos. Tais efeitos culminam com hipertrofia, morte celular necrótica, ativação de vias apoptóticas e fibrose.

Sistema Renina-Angiotensina-Aldosterona (SRAA)

Nos rins, ocorre liberação pelas células do aparelho justaglomerular de renina, que atua sobre o angiotensinogênio sintetizado pelo fígado transformando-o em angiotensina I. A angiotensina I é convertida pela enzima conversora de angiotensina (ECA) nos pulmões para angiotensina II, que exerce seus efeitos por meio da ligação com dois tipos de receptores, AT_1 e AT_2. A ativação dos receptores AT_1 promove vasoncontrição, liberação de aldosterona e secreção de catecolaminas, enquanto que a ativação dos receptores AT_2 induz vasodilatação, inibição do crescimento celular, natriurese e liberação de bradicinina.

A exposição prolongada da angiotensina II, potente vasoconstritor, promove piora da ação deletéria da NE, além de fibrose, principalmente no miocárdio e nos rins.

A aldosterona busca, inicialmente, aumentar a reabsorção de sódio em detrimento da espoliação de potássio nas porções distais do néfron. Entretanto, a longo prazo promove hipertrofia e fibrose vascular e miocárdica, contribuindo para a disfunção endotelial, enrijecimento vascular e ventricular.

Mecanismos Contrarregulatórios
Peptídeos Natriuréticos
Entre os mais importantes sistemas neuro-hormonais contra regulatórios ativados na vigência da IC, os peptídeos natriuréticos têm papel fundamental no contrabalanço dos efeitos deletérios ocorridos na IC, tendo como principais representantes o peptídeo natriurético atrial (ANP) e o peptídeo natriurético tipo cerebral (BNP). O ANP é produzido pelos átrios, enquanto o BNP tem síntese ventricular, sendo secretados frente a situações de tensão aumentada nas paredes cardíacas. O ANP é produzido em resposta a mudanças agudas na pressão atrial, enquanto que o BNP é sintetizado mediante aumentos crônicos nos níveis pressóricos atriais e ventriculares, tendo papel mais relevante na IC crônica.

Uma vez produzidos, promovem aumento na excreção de sódio e água, vasorrelaxamento, inibição de renina e aldosterona, inibição da fibrose e aumento do lusitropismo.

O BNP possui meia vida de aproximadamente 20 minutos e tem sua atividade limitada pela endopeptidase 24,11 (neprilisina), enzima que promove a degradação dos peptídeos natriuréticos.

CLASSIFICAÇÃO
Diversas formas de classificação são propostas utilizando-se de diferentes parâmetros. Elencamos algumas com maior utilidade prática:

Quanto à Tolerância ao Exercício – New York Heart Association (NYHA)
A classificação da NYHA separa os indivíduos com IC em quatro classes funcionais (CF):

- *CF I:* ausência de sintomas durante atividades cotidianas.
- *CF II:* sintomas desencadeados por atividades cotidianas (médios esforços).
- *CF III:* sintomas desencadeados em atividades menos intensas que as cotidianas (pequenos esforços).
- *CF IV:* sintomas em repouso.

Quanto à Progressão da Doença – Proposta pelo AHA e pelo American College of Cardiology (ACC)
O AHA/ACC propõem a classificação da IC em quatro estágios contínuos:

- *Estágio A:* inclui pacientes **sob risco** de desenvolver insuficiência cardíaca, mas ainda sem doença estrutural perceptível e sem sintomas atribuíveis à IC.
- *Estágio B:* pacientes que adquiriram **lesão estrutural cardíaca**, mas ainda sem sintomas atribuíveis à IC.
- *Estágio C:* pacientes com **lesão estrutural cardíaca** e sintomas atuais ou pregressos de IC.
- *Estágio D:* pacientes com **lesão estrutural cardíaca** e sintomas refratários ao tratamento convencional, e que requerem intervenções especializadas ou cuidados paliativos.

Quanto à Fração de Ejeção do Ventrículo Esquerdo (FEVE)
Pacientes com uma FEVE ≥ 50% são descritos como portadores de IC de fração de ejeção preservada (ICFEP), aqueles com uma FEVE < 40% são considerados portadores de IC de FE reduzida (ICFER) e os que apresentam FEVE de 40 a 49% encontram-se em uma "área cinzenta", sendo recentemente definidos como portadores de IC de FE intermediária.

DIAGNÓSTICO (FIG. 5-1)

Na abordagem do paciente com suspeita de IC, deve ser dado valor importante à história clínica e ao exame físico detalhados. Na anamnese, a busca por condições como HAS ou IAM prévio são fundamentais na elucidação etiológica. Sobressaem-se sinais como terceira bulha cardíaca e sintomas como ortopneia como mais específicos para o diagnóstico de IC (Quadro 5-1).

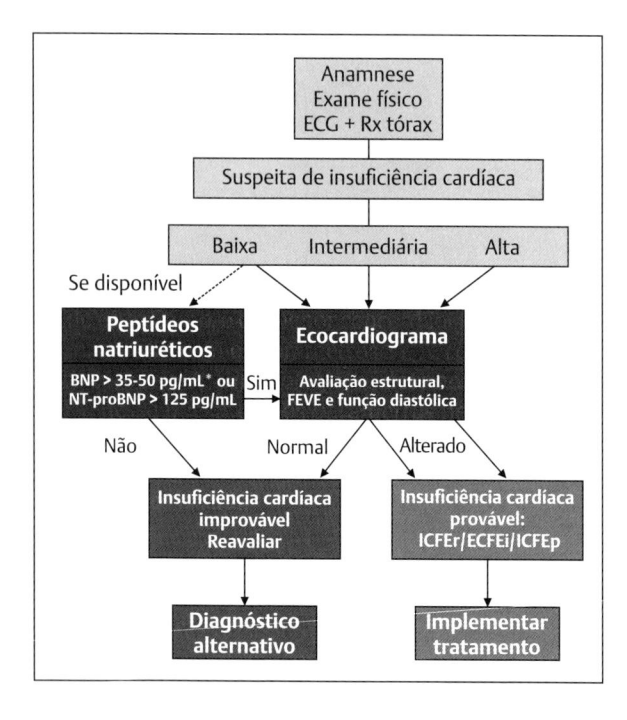

Fig. 5-1. Algoritmo diagnóstico na suspeita de insuficiência cardíaca. (Extraída de Comitê Coordenador da Diretriz de Insuficiência Cardíaca. Diretriz Brasileira de Insuficiência Cardíaca Crônica e Aguda. *Arq Bras Cardiol* 2018;111(3):436-539.)

Quadro 5-1. Sinais e Sintomas da Insuficiência Cardíaca

Sintomas típicos	Sinais mais específicos
- Falta de ar/dispneia - Ortopneia - Dispneia paroxística noturna - Fadiga/cansaço - Intolerância ao exercício	- Pressão venosa jugular elevada - Refluxo hepatojugular - Terceira bulha cardíaca - Impulso apical desviado para esquerda

Sintomas menos típicos	Sinais menos específicos
- Tosse noturna - Ganho de peso - Dor abdominal - Perda de apetite e perda de peso - Noctúria e oligúria	- Crepitações pulmonares - Taquicardia - Hepatomegalia e ascite - Extremidades frias - Edema periférico

Extraído de Comitê Coordenador da Diretriz de Insuficiência Cardíaca. Diretriz Brasileira de Insuficiência Cardíaca Crônica e Aguda. *Arq Bras Cardiol*. 2018;111(3):436-539.

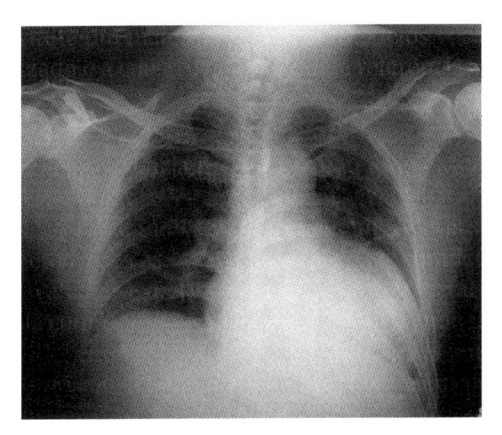

Fig. 5-2. Radiografia de tórax evidenciando aumento difuso da área cardíaca em paciente com IC. (Extraída de: *https://commons.wikimedia.org/wiki/File:Rx_Torax_Cardiomegalia.jpg#/media/File:Rx_Torax_Cardiomegalia.jpg.*)

A suspeita de IC pode ainda ser levantada na presença de alterações no ECG de repouso (na vigência de sinais de sobrecarga ventricular esquerda, distúrbios de condução atrioventricular, isquemia miocárdica, bradicardia ou taquiarritmias) ou mesmo na radiografia de tórax, em que se evidenciam cardiomegalia e/ou congestão pulmonar. Além de recomendados na avaliação inicial de pacientes com IC, esses exames têm valor prognóstico, relacionando-se com a gravidade das alterações encontradas (Fig. 5-2).

A confirmação diagnóstica de IC é realizada através da dosagem de peptídeos natriuréticos e do ecocardiograma transtorácico.

Ecocardiografia (ECO) Transtorácica

A ECO transtorácica bidimensional com análise dos fluxos pelo método doppler é imprescindível para o diagnóstico de IC. Permite identificar acuradamente a presença de alterações estruturais cardíacas além de avaliar aspectos hemodinâmicos.

A avaliação deve incluir análise da fração de ejeção do ventrículo esquerdo (FEVE), dimensões das cavidades cardíacas, espessura das paredes ventriculares, geometria das cavidades ventriculares, mobilidade parietal segmentar ventricular, anormalidades anatômicas ou funcionais das válvulas, avaliação do pericárdico, estimativa da pressão sistólica na artéria pulmonar, função sistólica do VD e análise da função diastólica e estimativa das pressões de enchimento do VE.

Peptídeos Natriuréticos

Os peptídeos natriuréticos mais comumente dosados são o BNP e o seu bioproduto inativo, o N-terminal pró-BNP (NT-pró-BNP). Apesar de haver limitações quanto ao seu uso na prática clínica (algumas condições não cardíacas alteram os níveis séricos dos peptídeos natriuréticos, como anemia, insuficiência renal crônica e obesidade) a dosagem do BNP e do NT-pró-BNP auxilia consideravelmente no diagnóstico de IC, contribuindo, principalmente, quando esse diagnóstico é incerto. Os pontos de corte utilizados são encontrados no Quadro 5-2.

Quadro 5-2. Pontos de Corte para o Diagnóstico de Insuficiência Cardíaca

Biomarcador	IC improvável (pg/mL)	IC possível (pg/mL)	IC muito provável (pg/mL)
Pacientes na emergência			
BNP	< 100	100-400	> 400
NT-pró-BNP			
▪ < 50 anos	< 300	300-450	> 450
▪ 50-75 anos	< 300	300-900	> 900
▪ > 75 anos	< 300	300-1800	> 1800
Pacientes ambulatoriais			
BNP	< 35-50		
NT-pró-BNP	< 125		

BNP: peptídeo natriurético do tipo B; NT-proBNP: fração N-terminal do peptídeo natriurético do tipo B.
Adaptado de Comitê Coordenador da Diretriz de Insuficiência Cardíaca. Diretriz Brasileira de Insuficiência Cardíaca Crônica e Aguda. *Arq Bras Cardiol.* 2018;111(3):436-539.

TRATAMENTO (FIG. 5-3)

O tratamento na IC visa melhorar o estágio clínico, a capacidade funcional e a qualidade de vida, além de prevenir hospitalizações e reduzir a mortalidade nos pacientes com IC.

Tratamento Não Farmacológico

É consensual que pacientes com IC beneficiam-se com a adoção de medidas gerais, relacionando-se a significativa redução do número de hospitalizações e da melhora na progressão da doença.

Deve ser enfatizado, junto à equipe multiprofissional, a importância do autocuidado relacionado ao controle do peso, atividade física, cuidados com a dieta, uso regular dos medicamentos, monitorização dos sinais e sintomas de descompensação, flutuações de peso (relacionado com a piora da congestão volêmica) e limitação funcional.

O controle de fatores descompensadores é fundamental na redução da morbimortalidade nos pacientes com IC. Nesse sentido, é recomendada vacinação anual para Influenza e Pneumococo bem como ênfase na importância da adesão medicamentosa e na orientação quanto a grupos de medicamentos a serem evitados (Quadro 5-3).

Quadro 5-3. Medicamentos a Serem Evitados em Pacientes Portadores de Insuficiência Cardíaca
- Anti-inflamatórios não esteroidais
- Corticoesteroides
- Tiazolidinedionas (rosiglitazona/pioglitazona)
- Inibidores da dipeptidil peptidase-4 (DPP-4)
- Bloqueadores dos canais de cálcio
- Antraciclinas
- Estimulantes (adrenérgicos)
- Antiarrítmicos
- Anticorpo anti-TNF

INSUFICIÊNCIA CARDÍACA

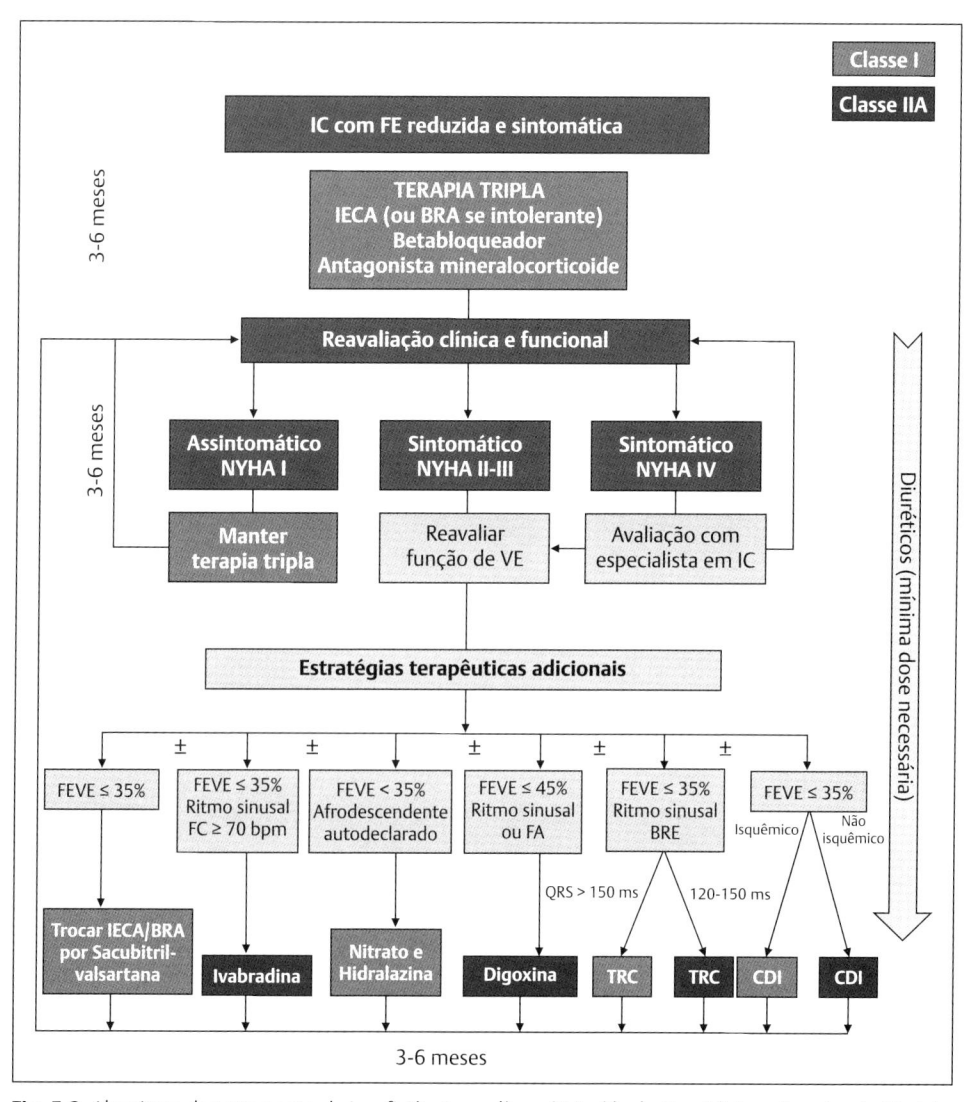

Fig. 5-3. Algoritmo de tratamento da insuficiência cardíaca. (Extraída de Comitê Coordenador da Diretriz de Insuficiência Cardíaca. Diretriz Brasileira de Insuficiência Cardíaca Crônica e Aguda. *Arq Bras Cardiol* 2018;111(3):436-539).

Tratamento Farmacológico

As diretrizes atuais preconizam a terapia tripla (IECA associado a betabloqueador e antagonista dos receptores mineralocorticoides) na abordagem medicamentosa de todos os pacientes com insuficiência cardíaca com fração de ejeção reduzida (ICFER). Nos pacientes com alergia ou intolerância documentada (tosse persistente e debilitante ou angioedema) aos IECAs, os BRAs constituem-se em uma alternativa com eficácia comparável. Na vigência de congestão volêmica, pode-se lançar mão de diuréticos de alça ou tiazídicos, sempre na menor dose possível. Em virtude dos riscos de efeitos adversos, os medicamentos devem sempre ser introduzidos em doses baixas e titulação progressiva (exceção aos diuréticos) até atingir as doses-alvo que garantam os benefícios documentados nos grandes estudos já realizados. No Quadro 5-4, são trazidos os principais representantes dos grupos de medicamentos utilizados no tratamento da IC com suas respectivas doses iniciais e doses-alvos.

Periodicamente, deve ser realizada reavaliação clínica e funcional dos pacientes em tratamento. Nos casos de persistência ou piora dos sintomas e da classe funcional a despeito da terapia empregada, outros grupos farmacológicos e modalidades terapêuticas podem ser somados.

Quadro 5-4. Doses Iniciais e Doses-Alvos de Medicamentos para Insuficiência Cardíaca com Fração de Ejeção Reduzida

Droga	Dose inicial	Dose-alvo
IECA		
Captopril	6,25 mg, 3×/dia	50 mg, 3×/dia
Enalapril	2,5 mg, 2×/dia	10-20 mg, 2×/dia
Ramipril	1,25-2,5 mg, 1×/dia	10 mg, 1×/dia
Lisinopril	2,5-5,0 mg, 1×/dia	20-40 mg, 1×/dia
Perindopril	2 mg, 1×/dia	8-16 mg, 1×/dia
BRAs		
Candesartana	4-8 mg, 1×/dia	32 mg, 1×/dia
Losartana	25-50 mg, 1×/dia	100-150 mg, 1×/dia
Valsartana	40-80 mg, 1×/dia	320 mg, 1×/dia
Antagonista de aldosterona		
Espironolactona	25 mg, 1×/dia	25-50 mg, 1×/dia
Betabloqueadores		
Bisoprolol	1,25 mg, 1×/dia	10 mg, 1×/dia
Caverdilol	3,125 mg, 2×/dia	50 mg, 2×/dia
Succinato de metoprolol	25 mg, 1×/dia	200 mg, 1×/dia
INRA		
Sacubitril/valsartana	24/26 mg, 2×/dia	97/103 mg, 2×/dia
Outros		
Ivabradina	5 mg, 2×/dia	7,5 mg, 2×/dia
Hidralazina/dinitrato de isossorbida	25/20 mg, 3×/dia	100/40 mg, 3×/dia

BRA: bloqueadores dos receptores da angiotensina II; IECA: inibidores da enzima conversora da angiotensina; INRA: Inibidor da neprilisina e do receptor de angiotensina.
Adaptado de Comitê Coordenador da Diretriz de Insuficiência Cardíaca. Diretriz Brasileira de Insuficiência Cardíaca Crônica e Aguda. *Arq Bras Cardiol* 2018;111(3):436-539.

Inibidores da Neprilisina e dos Receptores da Angiotensina
O sacubitril/valsartana representa uma nova classe terapêutica no tratamento da IC. O fármaco é constituído por uma molécula que combina o valsartana (BRA) com o sacubitril, inibidor da neprilisina. Ao inibir a neprilisina, promove aumento das concentrações e dos efeitos positivos dos peptídeos natriuréticos que, somado ao bloqueio dos receptores da angiotensina II (valsartana), promove redução da morbimortalidade nesses pacientes. Recomenda-se a troca de IECA/BRA para o sacubitril/valsartana nos pacientes com ICFER que persistem sintomáticos, mesmo após o emprego de doses otimizadas dos bloqueadores neuro-hormonais.

Ivabradina
A ivabradina diminui a FC por meio da inibição dos canais If do nó sinusal. Pode ser adicionada ao esquema medicamentoso usual em pacientes, reduzindo o risco combinado de morte e hospitalização.

Nitrato e Hidralazina
A associação de nitrato-hidralazina à terapia usual já otimizada está indicada em pacientes negros classe funcional III-IV (NYHA) e em pacientes com disfunção sistólica sintomática em classe funcional II-IV (NYHA) com contraindicação a IECA ou a BRA (insuficiência renal e/ou hipercalemia), independente de raça.

Digitálicos
Estudos demonstraram que o uso de digoxina em pacientes com IC promoveu diminuição do número de hospitalizações, entretanto não foi capaz de reduzir mortalidade. Dessa forma, a adição de digoxina ao tratamento deve ser realizada quando mesmo após a introdução de todas as outras classes medicamentosas que reduzam mortalidade (nas suas doses apropriadas) o paciente ainda permaneça sintomático. Nesse contexto, os digitálicos são capazes de reduzir sintomas e aumentar a tolerância aos exercícios.

Terapia de Ressincronização Cardíaca (TRC)
A TCR é capaz de melhorar o desempenho cardíaco em pacientes devidamente selecionados para a implantação do dispositivo. Possui indicação clara em pacientes com IC sintomática com FEVE ≤ 35% em ritmo sinusal com morfologia de bloqueio completo de ramo esquerdo e duração de QRS ≥ 150 ms a despeito da terapêutica otimizada, embora ainda haja evidências menos robustas que justificam sua utilização quando a duração do QRS estiver entre 120-150 ms.

Cardioversor Desfibrilador Implantável (CDI)
O CDI é eficaz na correção de arritmias potencialmente fatais e na prevenção de morte súbita em pacientes com IC. O CDI deve ser considerado na prevenção primária de morte súbita em pacientes com ICFER de etiologia isquêmica ou não isquêmica, CF II-III e FEVE ≤ 35% ou CF I e FEVE ≤ 30% a despeito da terapia medicamentosa otimizada há pelo menos 3 meses em pacientes com expectativa de vida superior a um ano. Na prevenção secundária, existe a indicação formal da utilização do CDI em pacientes com disfunção ventricular recuperados de morte súbita por fibrilação ventricular ou taquicardia ventricular sustentada de causa não reversível.

BIBLIOGRAFIA

Albuquerque DC et al. Investigadores Estudo BREATHE. I Brazilian Registry of Heart Failure - Clinical aspects, care quality and hospitalization outcomes. *Arq Bras Cardiol* 2015;104(6):433-42.

Bocchi EA et al. Long-term prospective, randomized, controlled study using repetitive education at six-month intervals and monitoring for adherence in heart failure outpatients: the REMADHE trial. Circulation. *Heart Failure* 2008;1(2):115-124.

Burnett H et al. Thirty Years of Evidence on the Efficacy of Drug Treatments for Chronic Heart Failure with Reduced Ejection Fraction: A Network Meta-Analysis. *Circulation: Heart Failure* 2017;10(1):1-13.

Comitê Coordenador da Diretriz de Insuficiência Cardíaca. Diretriz Brasileira de Insuficiência Cardíaca Crônica e Aguda. *Arq Bras Cardiol* 2018;111(3):436-539.

Hogenhuis J et al. Anaemia and renal dysfunction are independently associated with BNP and NT-proBNP levels in patients with heart failure. *Eur J Heart Failure* 2007;9(8):787-794.

https://commons.wikimedia.org/wiki/File:Rx_Torax_Cardiomegalia.jpg#/media/File:Rx_Torax_Cardiomegalia.jpg.

Kemp CD, Conte JV. The pathophysiology of heart failure. *Cardiovasc Pathol* 2012;21(5):365-371.

Mann DL, Zipes DP, Libby P, Bonow RO. Braunwald's heart disease: a textbook of cardiovascular medicine. 10.ed. Philadelphia: Elsevier; 2015.

McMurray JJV et al. Angiotensin–Neprilysin Inhibition versus Enalapril in Heart Failure. *N Eng J Med* 2014;371(11):993-1004.

Nishimura RA et al. 2014 AHA/ACC guideline for the management of patients with valvular heart disease: A report of the American college of cardiology/American heart association task force on practice guidelines. *J Am Colleg Cardiol* 2014;63(22).

Ponikowski P et al. 2016 ESC Guidelines for the diagnosis and treatment of acute and chronic heart failure. *Eur Heart J* 2016 Jul;37(27):2129-2200.

Triposkiadis F et al. Reframing the association and significance of co-morbidities in heart failure. *Eur J Heart Failure* 2016;18(7):744-758.

Yancy CW et al. 2017 ACC/AHA/HFSA Focused Update of the 2013 ACCF/AHA Guideline for the Management of Heart Failure: A Report of the American College of Cardiology/American Heart Association Task Force on Clinical Practice Guidelines and the Heart Failure Society of America. *Circulation* 2017;136(6):e137-61.

ANGINA ESTÁVEL

CAPÍTULO 6

Rayanne Kalinne Neves Dantas
Isabela Carla Lins da Nóbrega
Tiago Bruno Carneiro de Farias

INTRODUÇÃO

A angina estável é uma síndrome clínica que se manifesta por dor ou desconforto originadas em diversas topografias, dentre elas: tórax, epigástrio, mandíbula, ombro, dorso ou membros superiores, sendo tipicamente desencadeada ou agravada com a atividade física ou estresse emocional, e atenuada com uso de nitroglicerina e derivados, curta duração, em torno de alguns minutos.

Caracteriza-se pela ocorrência de episódios reversíveis de desequilíbrio entre a oferta de sangue e a demanda metabólica miocárdica, acometendo, geralmente, portadores de doença arterial coronariana (DAC) com comprometimento de, pelo menos, uma artéria epicárdica.

Embora a doença aterosclerótica coronariana seja a principal causa implicada na isquemia miocárdica, outras condições encontradas com alguma frequência na prática clínica podem precipitar ou agravar as manifestações da angina estável.

EPIDEMIOLOGIA

A prevalência de angina estável em estudos populacionais aumenta com a idade em ambos os sexos, de 5 a 7% em mulheres entre 45 e 64 anos para 10 a 12% naquelas entre 65 e 84; e de 4 a 7% em homens entre 45 e 64 anos para 12 a 14% naqueles entre 65 e 84 anos.

ETIOLOGIA E FISIOPATOLOGIA

As várias apresentações clínicas da angina estável estão relacionadas com diversos mecanismos fisiopatológicos que incluem:

- Obstrução por placas ateroscleróticas das artérias coronárias epicárdicas.
- Vasospasmo focal ou difuso de artérias coronárias.
- Doença microvascular.
- Disfunção ventricular esquerda secundária a infarto do miocárdio prévio e/ou miocárdio hibernante (isquemia crônica).

Vários dos processos anteriores podem coexistir em um mesmo paciente, contribuindo para a diversidade de manifestações clínicas associadas ao diagnóstico de DAC, assim como várias condições clínicas podem estar associadas, promovendo o agravamento do quadro (Quadro 6-1).

Quadro 6-1. Classificação da Dor Torácica

Classificação tradicional da dor torácica	
Angina típica	▪ Desconforto ou dor retroesternal ▪ Desencadeada pelo exercício ou estresse emocional ▪ Aliviada com o repouso ou uso de nitroglicerina
Angina atípica	▪ Presença de somente dois dos fatores acima
Dor torácica não cardíaca	▪ Presença de somente um ou nenhum dos fatores acima

Os fatores de risco cardiovascular clássicos como hipertensão arterial, hipercolesterolemia, diabetes melito, sedentarismo, obesidade, tabagismo e história familiar de DAC precoce (homens < 55 anos e mulheres < 65 anos), além de implicados no aparecimento da DAC, exercem influência adversa no prognóstico daqueles com doença já estabelecida, presumivelmente pela progressão acelerada do processo aterosclerótico.

DIAGNÓSTICO

Como dito anteriormente, a angina estável é caracterizada como dor ou desconforto torácico, caracteristicamente desencadeada ou agravada por estímulo físico ou estresse emocional e suavizada com repouso e uso de nitratos por via sublingual. Em geral, o desconforto ou a dor são de início gradual e progressivo e não ultrapassam dez minutos, e o paciente a descreve como aperto, queimação, opressão, constrição ou em pontada. Essa dor, na maioria das vezes, acomete a região retroesternal e pode irradiar para os membros superiores (principalmente, o esquerdo), pescoço, mandíbula ou região posterior do tórax.

A Sociedade Cardiovascular Canadense propôs uma classificação funcional, que é largamente utilizada para tentar quantificar a intensidade do esforço físico desencadeador dos sintomas anginosos. Deve-se salientar que esta classificação é indicativa da limitação funcional máxima em um determinado momento, ainda que, em outros dias, os pacientes possam sentir-se perfeitamente bem (Quadro 6-2).

A anamnese e o exame físico são essenciais para avaliar presença de condições associadas, como anemia, doença valvar cardíaca, cardiomiopatia hipertrófica obstrutiva ou arritmias, além de determinar parâmetros antropométricos (peso, circunferência abdominal, índice de massa corpórea), presença de doença aterosclerótica extracardíaca e comorbidades, como hipertensão arterial e diabetes melito. Deve-se atentar a sinais de

Quadro 6-2. Classificação Funcional da Angina Estável, Sociedade Cardiovascular Canadense

Classe	Atividade que provoca angina
I	Angina ocorre com atividades mais extenuantes, rápidas ou prolongadas. Atividades simples como caminhar e subir escadas não causam angina
II	Angina ocorre ao caminhar ou subir escadas rapidamente, após refeições, frio ou estresse emocional. Causa limitação leve para atividades simples
III	Angina ocorre ao caminhar menos que duas quadras no plano ou subir um lance de escadas em velocidade normal. Causa limitação acentuada para atividades simples
IV	Angina pode ocorrer mesmo em repouso. Causa incapacidade de realizar qualquer atividade física

disfunção ventricular esquerda (como dispneia, tosse, edema, fadiga), pois sugerem maior risco a complicações. O exame pode ser normal ou apresentar elevação da pressão arterial e frequência cardíaca, presença de bulhas patológicas, sopro cardíaco e estertores à ausculta pulmonar (Quadros 6-3 e 6-4).

Quadro 6-3. Principais Condições Associadas ao Aparecimento e/ou Agravamento da Angina Estável

Aumento da demanda metabólica

Quadros sistêmicos	▪ Hipertireoidismo ▪ Sepse
Aumento da massa ventricular	▪ Hipertrofia ventricular esquerda ▪ Cardiomiopatia hipertrófica ▪ Hipertensão pulmonar ▪ Hipertensão arterial grave
Alterações hemodinâmicas	▪ Taquiarritmias ▪ Uso de estimulantes adrenérgicos (cocaína)

Diminuição da oferta de oxigênio

Diminuição do conteúdo arterial de oxigênio	▪ Anemia ▪ Hipoxemia ▪ Intoxicação por CO
Obstrução luminal da coronária	▪ Aterosclerose coronariana ▪ Origem anômala das artérias coronárias ▪ Fibrose coronária pós-radioterapia ▪ Arterites coronárias ▪ Embolia coronária ▪ Espasmo coronário
Alterações da viscosidade sanguínea	▪ Trombocitose e trombofilias ▪ Anemia falciforme ▪ Poliglobulia
Alteração coronária microvascular	▪ Síndrome X
Alterações hemodinâmicas	▪ Hipotensão arterial ▪ Bradiarritmias

Quadro 6-4. Exames Complementares da Avaliação de Pacientes com Suspeita/Diagnóstico de Angina Estável

Exames laboratoriais	▪ Hemograma completo ▪ Creatinina e estimativa da taxa de filtração glomerular ▪ Glicemia de jejum e HbA1c (hemoglobina glicada) ▪ Perfil lipídico, incluindo LDL- e HDL-colesterol ▪ Função tireoidiana, se suspeita de tireoidopatia ▪ Função hepática após início da terapia com estatinas ▪ Dosagem de BNP se suspeita de insuficiência cardíaca
Eletrocardiografia de repouso	▪ A presença de zonas eletricamente inativas e alterações de repolarização ventricular podem ser sugestivas de doença coronariana, mas a normalidade não afasta o diagnóstico

(Continua.)

Quadro 6-4. *(Cont.)* Exames Complementares da Avaliação de Pacientes com Suspeita/Diagnóstico de Angina Estável

Ecocardiografia	▪ Pode encontrar anormalidades da contratilidade segmentar, além de diagnósticos diferenciais da dor, como doença valvar ou cardiomiopatia hipertrófica
Monitorização eletrocardiográfica dinâmica (Holter de 24 horas)	▪ Deve ser realizado em pacientes com angina estável e arritmias ou na suspeita de angina de Prinzmetal
Radiografia de tórax	▪ Rotina em pacientes com dor torácica, embora ofereça poucas informações adicionais em pacientes com angina. Pode ser útil na suspeita de disfunção ventricular e para descartar pneumopatia
Teste ergométrico	▪ É interessante para qualificar função cardíaca em pacientes de baixo risco e com boa capacidade de exercício
Ecocardiografia de estresse	▪ Realizada durante exercício ou infusão de agentes farmacológicos (dobutamina, vasodilatadores), para avaliar perfusão miocárdica
Cintilografia de perfusão miocárdica	▪ Preferencialmente realizada associada ao teste ergométrico ou sob estresse farmacológico, para avaliar perfusão miocárdica
Ressonância magnética de estresse	▪ Durante infusão de dobutamina, pode ser utilizada para detectar anormalidades regionais de contratilidade induzíveis por isquemia
Escore de cálcio	▪ Usado na quantificação das lesões calcificadas através de tomografia computadorizada
Angiotomografia de coronárias	▪ Permite a visualização do lúmen arterial coronário, mas deve ser reservada a pacientes com probabilidade intermediária para exclusão do diagnóstico de doença coronariana ou pacientes com testes provocativos discordantes da suspeita clínica
Coronariografia invasiva	▪ Raramente necessária em pacientes estáveis, mas pode ser indicada com finalidade diagnóstica em casos de disfunção ventricular esquerda. Utilizada para definir estratégias de revascularização miocárdica

TRATAMENTO

O objetivo do tratamento de pacientes com angina estável é reduzir os sintomas e reduzir os riscos a longo prazo, por meio de modificações do estilo de vida, controle dos fatores de risco e terapia medicamentosa. É importante salientar que condições clínicas agravantes de isquemia miocárdica devem ser tratadas e compensadas, como doenças tireoideanas, psicossomáticas, endocrinológicas, hematológicas, entre outros.

American College of Cardiology/American Heart Association propôs um mnemônico com a base do tratamento, dividido em cinco fatores – ABCDE:

▪ *A:* aspirina (AAS) e antianginosos.
▪ *B:* betabloqueador e *blood pressure* (pressão arterial).

- *C:* colesterol e cigarro.
- *D:* dieta e diabetes.
- *E:* educação e exercício.

Medidas Não Farmacológicas

A prevenção primária de DAC como um todo passa pelo controle de seus fatores de risco maiores. Para tanto, são recomendadas mudanças de estilo de vida, principalmente dietas, exercícios físicos e cessação do tabagismo.

Abordagens nutricionais têm grande destaque entre as recomendações não medicamentosas para prevenir doenças cardiovasculares. Diretrizes indicam dietas pobres em colesterol e gorduras saturadas, com base no efeito redutor do colesterol sérico e LDL. Há evidências provindas de estudos randomizados de que algumas dietas têm efeito importante sobre fatores causais de cardiopatia isquêmica, independentemente de seu efeito sobre lipídeos séricos, como a dieta DASH para pacientes hipertensos. Dieta com restrição de carboidratos também se demonstrou mais eficaz do que dieta pobre em gordura para diminuir peso, adiposidade e melhorar o perfil lipídico em ensaio clínico randomizado.

O exercício físico regular atua na prevenção e controle das doenças cardiovasculares, influenciando quase todos os seus fatores de risco, e, associada a modificações dietéticas, deve ser meta prioritária nos programas de prevenção de risco cardiovascular. Um dos maiores benefícios da atividade física regular é a melhora do perfil lipídico a longo prazo, principalmente exercícios aeróbicos. Além disso, o exercício exerce um papel terapêutico importante no controle da hipertensão e da resistência a insulina.

Medidas Farmacológicas

Aspirina (Antiagregante Plaquetário)

Esse agente diminui a agregação plaquetária implicada na formação do trombo coronário. O uso do ácido acetilsalicílico (AAS) permanece como medida central na prevenção da trombose arterial, atuando por inibição irreversível da COX-1 plaquetária e, consequentemente, da produção de tromboxano A2, e inibição da COX-2, diminuindo inflamação vascular na placa ateromatosa.

Alternativamente, inibidores da P2Y12, como os tienopiridínicos (clopidogrel, prasugrel, ticagrelor), podem ser utilizados como fármacos de segunda linha, especialmente em indivíduos intolerantes ao AAS. Alguns pacientes de muito alto risco cardiovascular parecem beneficiar-se da associação de dois antiagregantes plaquetários, a despeito de risco aumentado de sangramentos maiores (hemorragia intracraniana, digestiva).

Nitratos

Os nitratos promovem vasodilatação mediada pelo óxido nítrico de arteríolas e veias e redução de pré-carga. Nas crises agudas de angina ou nas condições que a precipitam, seu uso é preferencialmente por via sublingual, e para a prevenção a longo prazo da angina, a preparação oral de isossorbida ou de liberação prolongada é frequentemente usada. O uso crônico e regular dos nitratos pode levar à diminuição da sua eficácia terapêutica, além de não haver evidência de que eles determinam redução de eventos cardiovasculares ou da mortalidade.

Betabloqueadores

Esses fármacos agem diretamente sobre o coração reduzindo a frequência cardíaca, a contratilidade e a condução atrioventricular, além de aumentar a perfusão de áreas isquêmicas pelo prolongamento do tempo de diástole. Por isso, são considerados agentes anti-isquêmicos de primeira linha, e têm eficácia comprovada como agentes antianginosos, aumentando a tolerância ao esforço físico. Em pacientes pós-infarto agudo do miocárdio, o uso de betabloqueadores reduziu em 30% a mortalidade cardiovascular.

Bloqueadores dos Canais de Cálcio

Os efeitos desses medicamentos dependem de vasodilatação e redução da resistência arterial periférica. O grupo "não di-idropiridínico" engloba verapamil e diltiazem, ambos com indicação no tratamento da angina, de eficácia comparada a dos betabloqueadores. Entre os "di-idropiridínicos", nifedipino e anlodipino são particularmente úteis no controle da angina em indivíduos hipertensos. Os BCC podem ser utilizados como terapia inicial para redução de sintomas quando betabloqueadores estão contraindicados ou em combinação com estes quando terapia inicial não é satisfatória e na presença de efeitos colaterais indesejáveis.

Trimetazidina

A trimetazidina é o único agente anti-isquêmico metabólico disponível no Brasil, que atua inibindo a betaoxidação de ácidos graxos e permitindo maior oxidação de glicose. Tem eficácia antianginosa comparável a dos betabloqueadores, sem qualquer efeito hemodinâmico considerável, reduz as crises de angina, aumenta a capacidade funcional, a tolerância ao exercício e a função ventricular esquerda. Tem ótimo perfil de tolerabilidade, devendo-se evitar em indivíduos com doença de Parkinson.

Ivabradina

A ivabradina é o primeiro representante dos inibidores da corrente If das células do nó sinoatrial, que leva à redução da frequência cardíaca sem efeitos sobre a condução atrioventricular ou a contratilidade miocárdica. A menor frequência cardíaca melhora a perfusão coronária, característica vantajosa nos pacientes com angina estável. Esse medicamento teve seu uso aprovado para pacientes com angina estável intolerantes ou parcialmente controlados com betabloqueadores em ritmo sinusal e com frequência maior que 60 bpm. Em pacientes com angina estável e disfunção moderada do ventrículo esquerdo, sua associação com a terapia otimizada reduziu mortalidade cardiovascular e hospitalização por IAM e insuficiência cardíaca.

Outros Medicamentos

Como mencionado anteriormente, o paciente deve realizar tratamento para as demais condições associadas, como dislipidemia, hipertensão arterial e diabetes. Pacientes com angina estável são considerados de alto risco cardiovascular, devendo ser tratados com estatinas conforme as recomendações atuais para o tratamento de dislipidemias neste grupo de pacientes, assim como o tratamento hipoglicemiante para controle da diabetes. O tratamento da hipertensão arterial é descrito detalhadamente no capítulo correspondente.

BIBLIOGRAFIA

Bazzano LA *et al*. Effects of low-carbohydrate and low-fat diets: a randomized trial. *Ann Intern Med* 2014;161:309-318.

Braunwald E *et al*. Harrison medicina interna. 17. ed. Rio de Janeiro: Artmed; 2009.

Cesar LA *et al*. Diretriz de Doença Coronária Estável. *Arquivos Brasileiros de Cardiologia.* 2014;103(2 Supl. 2):1-59.

Death and disability due to CVDs (heart attacks and strokes). In: Global Atlas on Cardiovascular Disease Prevention and Control. Mendis S, Puska P, Norrving B (Editors). World Health Organization, Geneva; 2011.

Mansur AP *et al*. Diretrizes de doença coronariana crônica e angina estável. *Arq Bras Cardiol* 2004 set;83(2):2-43.

TROMBOEMBOLISMO PULMONAR

Isabela Carla Lins da Nóbrega
Valeska Carvalho Dantas de França
Tiago Bruno Carneiro de Farias

INTRODUÇÃO

O tromboembolismo pulmonar (TEP) constitui uma importante causa cardiovascular de morte e incapacidade, configurando-se como uma síndrome clínica provocada pela obstrução parcial ou total da artéria pulmonar ou de seus ramos por êmbolo(s). É decorrente, na maior parte dos casos, da fragmentação e migração de trombos formados no sistema venoso profundo, especialmente nos membros inferiores, que se dirigem ao pulmão, podendo ser também provocada por trombose *in situ*.

EPIDEMIOLOGIA

A incidência real de TEP no Brasil e no mundo está, provavelmente, subestimada. No Brasil, estudos epidemiológicos são raros e mostram uma prevalência de 3,9 a 16,6%.

Nos Estados Unidos, a incidência estimada é de 500.000 casos/ano, resultando em 100.000 óbitos, sendo a terceira causa de óbito cardiovascular (a primeira causa corresponde ao infarto agudo do miocárdio, e a segunda, ao acidente vascular encefálico isquêmico).

A mortalidade hospitalar varia de 1 a 30%, dependendo de suas repercussões hemodinâmicas, apesar de essa ser a causa de morte passível de prevenção mais comum nos pacientes hospitalizados.

ETIOLOGIA E FISIOPATOLOGIA

A fisiopatologia do TEP está relacionada, basicamente, a três mecanismos principais:

A) *Inflamação e ativação plaquetária:* a formação de trombos venosos é favorecida pela existência deum microambiente representado por estase venosa, hipercoagulabilidade e lesão endotelial, o que promove o recrutamento de plaquetas e a liberação de mediadores pró-inflamatórios que se ligam a neutrófilos, que passam a liberar substâncias e formar redes pró-trombóticas que permitem a agregação plaquetária e a síntese de trombina.

B) *Estados pró-trombóticos:* ocorrem por deficiência dos inibidores da coagulação, como a antitrombina. Dentre as causas adquiridas de trombofilia, a síndrome antifosfolípide figura como a principal causa, relacionando-se com trombose arterial e venosa. Devem ser mencionados, ainda, alguns dos mais importantes fatores predisponentes

para tais estados, como cirurgias, traumatismos, gestação, doença renal crônica, DPOC, HAS, obesidade, câncer e tabagismo.
C) *Embolização*: ocorre em decorrência da saída do trombo de seu local de origem, podendo embolizar para a circulação pulmonar, gerando a sintomatologia relacionada.

Nesse contexto, a TEP pode ser classificada em maciça, submaciça e de baixo risco (Quadro 7-1), de acordo com suas características e grau de comprometimento, que depende do percentual da área arterial pulmonar acometida, reserva contrátil do ventrículo direito, repercussão nos mediadores humorais plaquetários (vaso e broncoconstritores), além da presença de comorbidades cardiopulmonares prévias.

Nos casos mais graves, os pacientes com TEP podem evoluir com deterioração gradativa da função de trocas gasosas, o que leva ao aumento dos níveis de gás carbônico e redução dos níveis de oxigênio, podendo evoluir ainda com redução da complacência pulmonar, agravando ainda mais o quadro clínico.

Quadro 7-1. Classificação de TEP

Tipos	Incidência	Características	Prognóstico
TEP maciça	5%	Trombose que afeta, no mínimo, 50% do território pulmonar	Reservado, podendo evoluir com choque cardiogênico e óbito
TEP submaciça	25%	Disfunção de VD e PAS normal	Depende das comorbidades associadas
TEP de baixo risco	70%	Trombose de menor dimensão	Excelente

FATORES DE RISCO (QUADRO 7-2)

Quadro 7-2. Fatores de Risco para TEP

Fatores clínicos	Fatores cirúrgicos
Idade > 50 anos, imobilização	Cateteres centrais
Presença de insuficiência cardíaca e/ou DPOC	Marcapasso
Presença de DM e/ou HAS	Desfibriladores/ressincronizadores implantáveis

DIAGNÓSTICO

Clínico

O quadro clínico compatível associado com um ou mais fatores de risco para o desenvolvimento da doença sugere a presença de TEP, mas é importante mencionar que não há um quadro clínico específico ou patognomônico da doença, o que requer diagnóstico diferencial com outras patologias.

Os sinais e sintomas mais comuns envolvem:

- Dispneia.
- Dor torácica (pleurítica ou não).
- Tosse.

- Edema.
- Dor nas pernas.
- Hemoptise.
- Palpitações.
- Sibilância.
- Dor torácica anginosa.
- Síncope.
- Taquipneia/taquicardia.
- Diminuição do MV.
- Presença de estertores.

O quadro clínico típico envolve a presença de dispneia e taquipneia (70% dos casos).

Assim, a partir do momento em que se estabelece a suspeita clínica, deve-se proceder com a investigação do grau de confirmação diagnóstica. Nesse contexto, tendo em vista que a apresentação clínica e os exames laboratoriais iniciais são inespecíficos para o diagnóstico, foi elaborado um escore de probabilidade pré-teste a ser aplicado naqueles com suspeita dessa doença, sendo fundamentado na combinação de sete variáveis obtidas por meio da história clínica e do exame físico (Quadro 7-3).

Embora os algoritmos auxiliem no diagnóstico, não devem subestimar o raciocínio clínico, tendo em vista que o TEP tem elevada letalidade e a sua confirmação ou exclusão são essenciais.

Laboratorial e Imaginológico

- *Não radiológicos:* exames de sangue, como dímeros-D no plasma por ensaio imunoabsorvente ligado à enzima (ELISA). Tal substância revela aumento na presença de TVP ou de EP em razão da degradação da fibrina pela plasmina, indicando trombólise endógena, a qual costuma ser clinicamente ineficaz. A sensibilidade de dímeros-D é de mais de 80% para a TVP (incluindo a TVP isolada da panturrilha) e de mais de 95% para a EP. O dímeros-D normais são um teste útil para "exclusão". Entretanto, a dosagem de dímeros-D não é um exame específico. Seus níveis podem aumentar em pacientes com infarto do miocárdio, pneumonia, sepse e câncer, bem como no estado pós-operatório e em mulheres no segundo ou terceiro trimestre de gravidez.

Quadro 7-3. Escore de Wells

Critérios	Pontos
- Suspeita de tromboembolismo venoso	- 3,0 pontos
- Alternativa menos provável de EP	- 3,0 pontos
- Frequência cardíaca > 100 bpm	- 1,5 ponto
- Imobilização ou cirurgia nas 4 semanas anteriores	- 1,5 ponto
- Tromboembolismo venoso ou EP prévia	- 1,5 ponto
- Hemoptise	- 1,0 ponto
- Malignidade	- 1,0 ponto

Escore	Probabilidade de EP%	Interpretação de risco
0-2 pontos	3,6	Baixa
3-6 pontos	20,5	Moderada
> 6 pontos	66,7	Alta

- **Não invasivos:** USG venosa, RX de tórax (Fig. 7-1), TC de tórax (Fig. 7-2), cintilografia pulmonar, ressonância magnética contrastada e ecocardiografia (Fig. 7-3).
- **Invasivas:** angiografia pulmonar (Fig. 7-4).

Como explicado na Figura 7-5, o quadro clínico é inespecífico e deve fazer diagnóstico diferencial com doenças que causem sintomatologia semelhante, conforme Quadro 7-4.

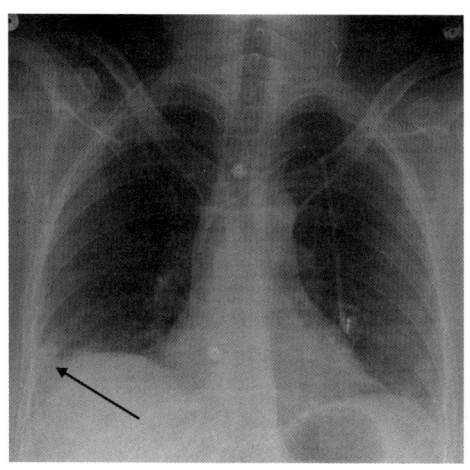

Fig. 7-1. RX de tórax evidenciando TEP. (Extraída de: https://commons.wikimedia.org/wiki/Category:X-rays_of_pulmonary_embolism?uselang=pt-br#/media/File:Hamptonshump.PNG.)

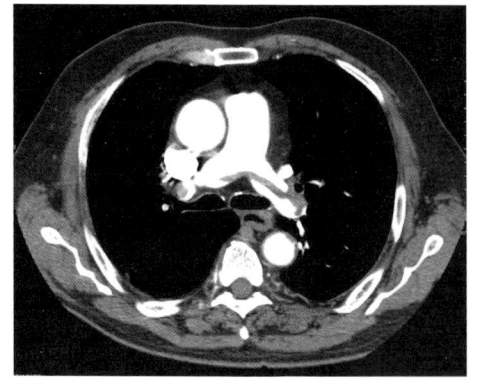

Fig. 7-2. TC de tórax evidenciando TEP. (Extraída de: https://commons.wikimedia.org/wiki/Category:Pulmonary_embolism#/media/File:Pulmonary_Embolism.jpg.)

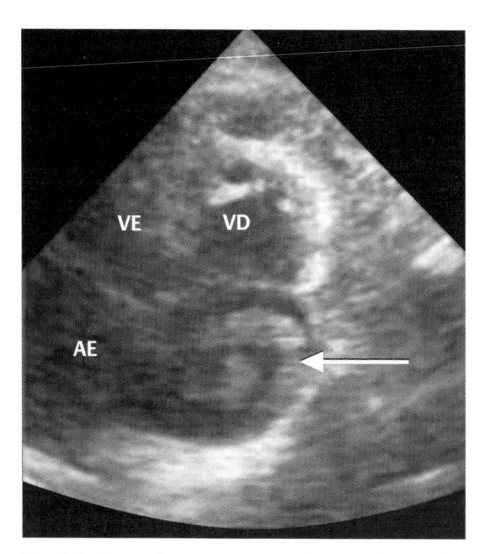

Fig. 7-3. Ecocardiograma transtorácico evidenciando TEP. (Extraída de: http://departamentos.cardiol.br/dic/publicacoes/revistadic/revista/2009/Revista01/11-embolia.pdf.)

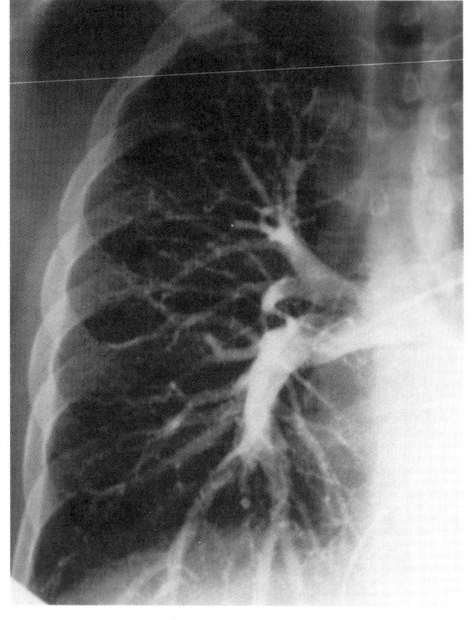

Fig. 7-4. Angiografia pulmonar evidenciando TEP. Extraída de: http://www.iqb.es/cardio/trombosis/embolia/texto/emb05.htm.

TROMBOEMBOLISMO PULMONAR

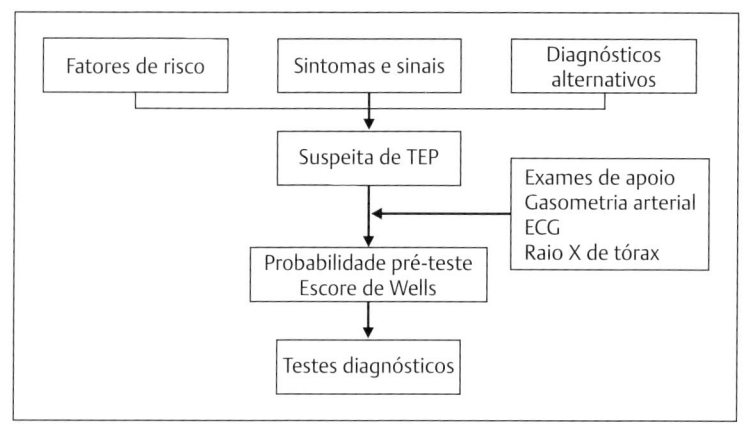

Fig. 7-5. Algoritimo para diagnóstico.

Quadro 7-4. Alguns Diagnósticos Diferenciais de TEP

- Pleurite
- Pneumonia
- Pneumotórax
- Asma brônquica
- SCA
- Pericardite
- Insuficiência Cardíaca
- Costocondrite
- Fratura de costela
- Dor musculoesquelética
- Neoplasia torácica
- Colescistite

A estratificação de risco é de suma importância para o estabelecimento da terapêutica, assim como para avaliar o prognóstico do paciente, sendo baseada em três critérios básicos: achados clínicos, biomarcadores séricos (troponina e BNP) e função do VD, conforme mostrado na Figura 7-6.

Os pacientes estratificados no alto risco apresentam risco de óbito em 30 dias entre 10 e 30% e os pacientes de baixo risco apresentam risco de óbito em 30 dias menor que 2%.

Estratificação de risco

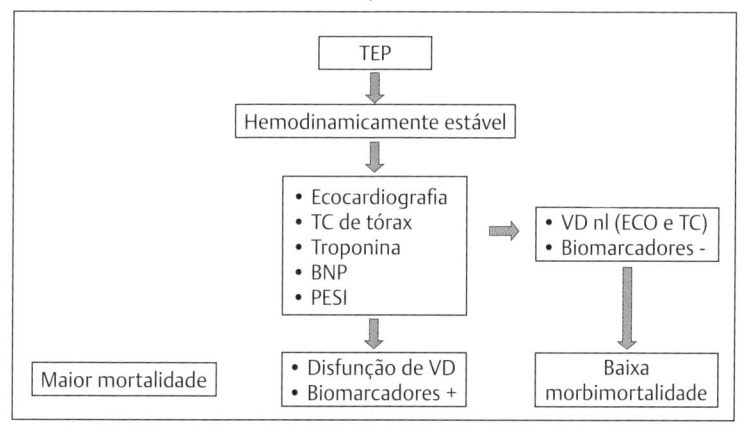

Fig. 7-6. Estratificação de risco para terapêutica e prognóstico de TEP.
(Fonte: Sanchez O. *Am J Respir Crit Cared Med* 2010;181:168-173.)

TRATAMENTO

A decisão terapêutica (Fig. 7-7) baseia-se na estratificação do risco:

- Os pacientes de baixo risco são medicados com heparina e/ou anticoagulação oral.
- Os pacientes classificados como alto risco são tratados com fibrinolíticos, no entanto, caso apresentem insucesso terapêutico ou contraindicação ao seu uso, tem indicação de embolectomia percutânea ou cirúrgica.

Baixo Risco

Heparina

Heparina Não Fracionada (HNF)

Sua infusão é endovenosa, e a dose é ajustada mantendo-se TTPa entre 1,5 e 2,5 vezes o controle. Nos casos de sangramento grave, o antídoto deve ser o protamina EV (1 mg neutraliza 100 UI HNF) (Quadro 7-5).

Heparina de Baixo Peso Molecular (HBPM)

A mais utilizada é a enoxaparina, na dose de 1 mg/kg, 12/12 horas, SC ou 1,5 mg/kg, 24/24 horas SC. Tal medicação apresenta inúmeros benefícios em relação à HNF, como desnecessária monitorização laboratorial da coagulação, maior biodisponibilidade e duração do efeito.

Pentassacarídeo

Representado pelo fondaparinux, que é uma heparina sintética e deve ser administrada em dose única diária, conforme o peso do paciente variando de 5 a 10 mg SC/dia.

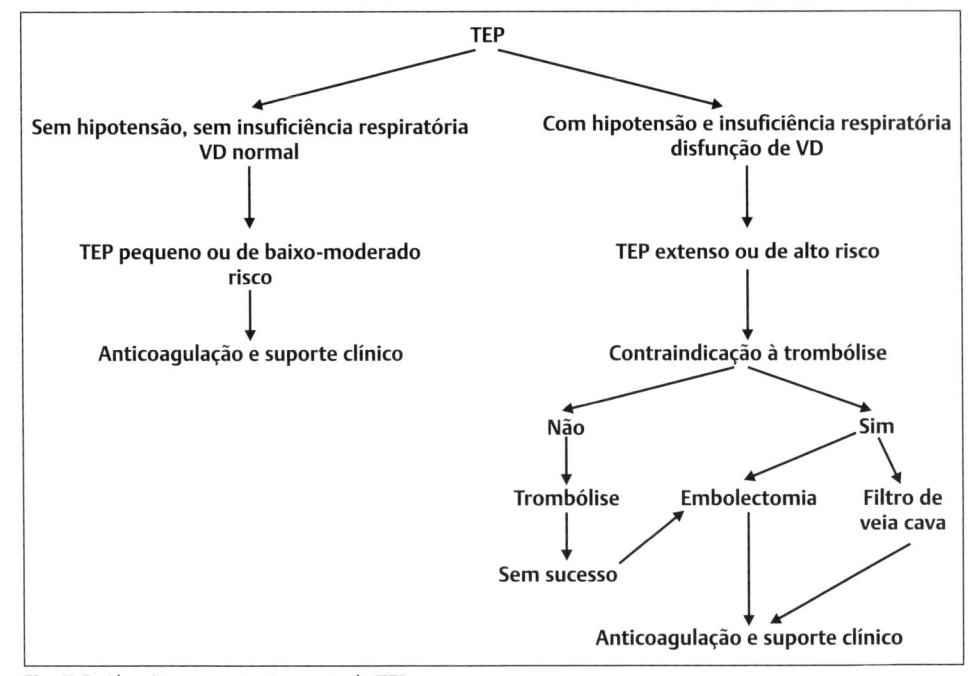

Fig. 7-7. Algoritmo para tratamento de TEP.

Quadro 7-5. Dose de HNF Ajustada ao Peso

Nomogramas de ajustamento de doses de HNF em infusão contínua

TTPa	Ajustamento
Dose inicial	80 UI/kg, então 18 UI/kg/h
< 35 s	80 UI/kg, então 4 UI/kg/h
34-45 s	40 UI/kg, então 2 UI/kg/h
46-70 s	Manter
71-90 s	Reduzir infusão 2 UI/kg/h
> 90 s	Suspender infusão 1 h e reiniciar com 3 UI/kg/h

Anticoagulação Oral

O anticoagulante oral mais utilizado é a varfarina, devendo ser inicialmente administrada de forma concomitante a heparina, o que promove um encurtamento de seu pico de seu efeito terapêutico (3-5 dias), com posterior retirada da heparina da terapêutica clínica. No contexto de interação alimentar, é importante salientar que os alimentos ricos em vitamina K podem reduzir o efeito anticoagulante da droga, o que requer orientação aos pacientes.

Os novos anticoagulantes orais apresentam diversos benefícios, tendo em vista que podem ser usados em dose fixa promovendo anticoagulação efetiva e com baixas interações de natureza medicamentosa ou alimentar, além de não exigirem monitoramento laboratorial. O Quadro 7-6 versa sobre as principais classes, seus representantes e sua situação no Brasil

O efeito mais grave da anticoagulação é a hemorragia, podendo-se administrar sulfato de protamina.

Quadro 7-6. Novos Anticoagulantes Orais Liberados no Brasil e suas Propriedades Farmacológicas (2018)

Medicação	Inibição alvo	Pico de ação e meia-vida	Antídoto	Dose, posologia e tempo de tratamento	Interações	Eliminação
Dabigatrana (Pradaxa)	Trombina	1-3 h; 12-17 h	Idarucizumabe 5 g	110-150 mg, 2×/dia 6 meses	Rifampicina Quinidina Amiodarona	80% renal 20% hepática
Rivaroxabana (Xarelto)	FXa	2-4 h; 7-13 h	Em estudo	20 mg, 1×/dia 3,6 ou 12 meses	Cetoconazol Ritonavir Rifampicina	35% renal 65% hepática
Apixabana (Eliquis)	FXa	1-3 h; 9-14 h	Em estudo	5 mg, 2×/dia 6 meses	Cetoconazol Ritonavir Rifampicina	25% renal 75% hepática
Edoxabana (Lixiana)	FXa	1-2 h; 10-14 h	Em estudo	60 mg/dia 3-12 meses	Ciclosporina Cetoconazol	35% renal 65% hepática

Com relação ao tempo de terapêutica, cerca de seis meses são suficientes nos casos de TEP inicial. No entanto, nos casos de pacientes com patologias que promovam estados pró-trombóticos, como pacientes portadores de neoplasias malignas, a anticoagulação por tempo indefinido pode ser necessária, sendo a monoterapia com HBPM a primeira escolha.

Alto Risco
Fibrinolíticos
Como mencionado anteriormente, são indicados para pacientes estratificados no alto risco, sendo empregado com o objetivo de reduzir a PAS da artéria pulmonar para níveis menores ou iguais a 40 mmHg e sua eficácia é diretamente proporcional a precocidade do tratamento, podendo ser utilizada até 14 dias após o início do evento tromboembólico. As doses estão explicadas no Quadro 7-7.

Embolectomia
A embolectomia percutânea, ou cirúrgica, está indicada nos pacientes com embolia pulmonar de alto risco na vigência de alguma contraindicação ao fibrinolítico, ou mesmo nos casos de insucesso terapêutico.

A embolectomia cirúrgica é reservada como resgate nos casos de falha da terapia fibrinolítica ou da embolectomia percutânea, sendo a indicação precoce com equipe cirúrgica habilitada, fator de melhor prognóstico.

Quadro 7-7. Dose Recomendada de Fibrinolíticos

Agente trombolítico	Dosagem
Estreptoquinase	▪ 1.500.000 UI IV em 2 h[a] ▪ 250.000 UI em 30 min, seguido por 100.000 UI/h por 12-24 h
Alteplase (rtPA)[b]	▪ 100 mg IV em 2h[a] ▪ 0,6 mg/kg (máximo, 50 mg) IV em 15 min

[a]Regime preferencial.
[b]Para uso durante parada cardiorrespiratória (ritmo de atividade elétrica sem pulso com forte suspeita de TEP): alteplase, 100 mg IV em 15 min.

BIBLIOGRAFIA

Brandão GMS *et al.* Anticoagulantes orais diretos para o tratamento da trombose venosa profunda: revisão de revisões sistemáticas. *J Vasc Bras* 2018;17(4): 310-317.

Diretriz Assistencial de Tromboembolismo Pulmonar da Sociedade Beneficente Israelita Brasileira, Albert Eisntein, 2018.

Fernandes CJCS *et al.* Os novos anticoagulantes no tratamento do tromboembolismo venoso. *J Bras Pneumol* 2016;42(2):146-154.

Kasper DL *et al.* Medicina Interna de Harrison; 19. ed.; Porto Alegre: AMGH; 2017.

Magalhães CC *et al*, Tratado de Cardiologia da SOCESP; 3. ed.; Barueri, SP: Manole; 2015.

FEBRE REUMÁTICA

CAPÍTULO 8

André Loureiro Fernandes

INTRODUÇÃO
A febre reumática (FR) é considerada uma complicação não supurativa de uma infecção de orofaringe pelo estreptococo beta-hemolítico do grupo A de Lancefield (EBGA). Suas manifestações clínicas costumam ocorrer após um período de latência que dura cerca de duas a três semanas e podem envolver coração, articulação, pele, sistema nervoso central e tecido celular subcutâneo. O envolvimento cardíaco na FR pode cursar com sequelas dando origem à cardiopatia reumática crônica.

EPIDEMIOLOGIA
As taxas de incidência da febre reumática estão diretamente relacionadas com fatores socioeconômicos, com a maior parte dos novos casos ocorrendo em países subdesenvolvidos ou em desenvolvimento.

Enquanto que, em países desenvolvidos, encontram-se taxas de incidência próximas a 1:100.000 habitantes, no Brasil, na faixa etária dos 10 aos 20 anos, estimam-se valores próximos a 360 casos por 100.000 habitantes. No entanto, observa-se em todas as regiões brasileiras uma diminuição do número de internações por casos de FR aguda.

É uma doença que acomete, principalmente, crianças e adolescentes na faixa etária dos 5 aos 15 anos, apresentando seu pico de incidência aos 9 anos. A FR é considerada a principal causa de cardiopatia adquirida em crianças e adolescentes.

Atualmente, é um problema de saúde pública no Brasil. Em 2007, estimou-se gastos acima de 150 milhões de reais envolvendo esta condição e cerca de 30% das cirurgias cardíacas foram feitas em pacientes com sequelas de febre reumática.

ETIOLOGIA E FISIOPATOLOGIA
Para que ocorra um novo episódio de febre reumática, é necessária a infecção de orofaringe pelo EBGA em indivíduo geneticamente susceptível. Fatores ambientais e socioeconômicos também possuem um impacto no desenvolvimento da FR, visto que, em países industrializados, já era possível observar uma queda na incidência da doença antes mesmo da descoberta dos antibióticos.

A infecção de orofaringe pelo EBGA origina uma resposta imune, levando à apresentação de antígenos e à ativação de linfócitos T CD4+ e linfócitos B. O dano tecidual ocorre por meio de um fenômeno de mimetismo molecular entre o agente infeccioso e o hospedeiro. Essa semelhança estrutural ocasiona uma reação cruzada com os anticorpos produzidos para debelar a infecção, o que dá origem às manifestações clínicas da febre reumática.

DIAGNÓSTICO (CRITÉRIOS DE JONES MODIFICADOS, 2015)

A típica manifestação da febre reumática aguda surge após um período de latência de cerca de 2 a 3 semanas depois de uma infecção de orofaringe pelo EBGA, período no qual não podemos encontrar nenhum sinal clínico ou laboratorial de uma inflamação.

O diagnóstico de um novo episódio de febre reumática é feito a partir dos critérios de Jones modificados em 2015 junto com a evidência de uma infecção estreptocócica anterior. Esta pode ser demonstrada por meio de teste rápido ou cultura de orofaringe para EBGA ou pela elevação dos títulos de anticorpos antiestreptocócicos (ASLO ou Anti-DNAse B). Nesta última modificação, além da manifestação clínica, passou-se a levar em conta a população na qual o caso suspeito está inserido, com o objetivo de evitar diagnósticos errôneos em áreas de baixa prevalência ou de subdiagnosticar casos em locais de média ou alta prevalência (Quadro 8-1).

Para o diagnóstico inicial de um caso de febre reumática aguda, devemos ter a presença de dois critérios maiores ou de um maior e dois menores. Já para diagnosticar uma recorrência da FR, devemos ter dois critérios maiores, um maior e dois menores ou três critérios menores.

Quadro 8-1. Critérios de Jones Modificados para Diagnóstico de FR

Critérios maiores	
População de baixo risco	**População de médio/alto risco**
▪ Cardite: clínica e/ou subclínica	▪ Cardite: clínica e/ou subclínica
▪ Artrite: apenas poliartrite	▪ Artrite: monoartrite, poliartrite ou poliartralgia
▪ Coreia	▪ Coreia
▪ Eritema marginado	▪ Eritema marginado
▪ Nódulos subcutâneos	▪ Nódulos subcutâneos
Critérios menores	
População de baixo risco	**População de médio/alto riso**
▪ Poliartralgia	▪ Monoartralgia
▪ Febre ($\geq$ 38,5°C)	▪ Febre ($\geq$ 38,0°C)
▪ VHS (60 mm/h) e/ou PCR $\geq$ 3 mg/dL	▪ VHS (30 mm/h) e/ou PCR $\geq$ 3 mg/dL
▪ Intervalo PR prolongado, corrigido para idade (apenas se não houver cardite)	▪ Intervalo PR prolongado, corrigido para idade (apenas se não houver cardite)

Critérios Maiores
Artrite
É a manifestação mais comum em pacientes com FR, presente em até 75% dos casos. Sua forma clássica é a poliartrite migratória e assimétrica que acomete, principalmente, as grandes articulações, predominantemente em membros inferiores. A articulação afetada costuma apresentar-se inflamada por um período variável de poucos dias até uma semana, quando o processo inflamatório desaparece e surge em outra articulação. A duração total do processo costuma ser de cerca de 1 mês e normalmente não deixa sequelas.

Cerca de 20% dos pacientes podem apresentar outras formas de acometimento articular como artrite aditiva, monoartrite e acometimento de pequenas articulações e da coluna vertebral.

A diferenciação entre artrite e artralgia se dá pela presença, na primeira, de sinais de inflamação como edema, calor, rubor, aumento de temperatura e dor com limitação de movimento. Enquanto que a artralgia é definida como dor articular.

Com base na revisão dos critérios de Jones, realizada em 2015, em populações de médio a alto risco, podemos incluir dentro dos critérios maiores aqueles pacientes que apresentarem poliartrite, monoartrite ou poliartralgia. Já nas populações de baixo risco estão incluídos apenas os casos de poliartrite.

A artrite na febre reumática costuma apresentar uma grande melhora com o uso de anti-inflamatórios não esteroidais (AINEs). Por esse motivo, nos quadros de articulares agudos ainda sem diagnóstico definido, deve-se dar preferência aos analgésicos, como paracetamol e codeína, a fim de que não se interfira na investigação da causa da artrite.

Como diagnósticos diferenciais da artrite da FR, temos a artrite séptica, artrite reativa, artropatia viral, anemia falciforme, artrite idiopática juvenil, entre outras.

Cardite
A cardite é a manifestação mais grave da febre reumática, chegando a acometer 40 a 91% dos pacientes durante o primeiro surto. Ela pode ir desde a sua forma subclínica, sendo identificada apenas por meio de um ecocardiograma, até formas graves e ameaçadoras à vida. Diferentemente das outras manifestações, ela costuma deixar sequelas. A FR pode causar uma pancardite, com acometimento do pericárdio, miocárdio e endocárdio. Atualmente, recomenda-se que todo paciente com o diagnóstico de febre reumática seja submetido a um ecocardiograma. Com base em critérios clínicos e de exames, a cardite é classificada em leve, moderada e grave (Quadro 8-2).

A pericardite pode ser identificada clinicamente em cerca de 10% dos pacientes e associa-se com a ocorrência de lesão valvar. É caracterizada pela presença de atrito pericárdio durante a ausculta e pode estar associada a dor torácica anterior. É possível haver derrame pericárdico, mas o tamponamento cardíaco é raro. A febre reumática não leva à pericardite constritiva.

A miocardite também costuma apresentar-se junto com lesão valvar, devendo-se suspeitar de outra etiologia quando encontrada de maneira isolada. Pode-se manifestar com abafamento de 1ª bulha, galope protodiastólico, cardiomegalia e insuficiência cardíaca congestiva. Esta última normalmente é causada pela lesão valvar associada e não pela miocardite em si. O acometimento do miocárdio também pode levar a alterações no sistema de condução cardíaco, dando origem a bloqueios atrioventriculares de diferentes graus.

A doença valvar, gerada pelo acometimento do endocárdio, é a mais importante das manifestações da cardite reumática. Na fase aguda, as valvas normalmente encontram-se

Quadro 8-2. Classificação da Cardite

Tipo de cardite	Manifestações
Cardite subclínica	Ausência de achados ao exame físico e à radiografia. ECG pode apresentar BAV de 1º grau. Ecocardiograma com regurgitação mitral e/ou aórtica leve
Cardite leve	Abafamento de 1ª bulha, sopro sistólico mitral e taquicardia desproporcional à febre. ECG com prolongamento do intervalo PR. Ecocardiograma com regurgitações leve ou leve/moderada, mas com ventrículo de dimensões normais, exame radiológico normal
Cardite moderada	Sinais clínicos mais evidentes, com taquicardia persistente e sopro sistólico mitral de maior intensidade, isolado ou junto com sopro diastólico em foco aórtico. Pode haver sopro de Carey-Coombs associado e achados insipientes de falência cardíaca. Radiografia apresenta aumento leve a moderado da área cardíaca por sobrecarga de câmaras esquerdas, podendo apresentar congestão pulmonar discreta. ECG com extrassístoles, alterações do segmento ST e da onda T, baixa voltagem, prolongamento do QTc ou do intervalo PR. Ecocardiograma com regurgitação mitral e ou aórtica leve a moderada, podendo haver aumento de câmaras esquerdas
Cardite grave	Achados da cardite moderada, mas o paciente também apresenta sinais e sintomas de insuficiência cardíaca. Valvite com sopros relacionados a graus mais graves de insuficiência mitral e/ou aórtica e pode haver pericardite e arritmias associadas. Radiografia mostra cardiomegalia com congestão pulmonar. ECG com fortes evidências de sobrecargas cavitárias. Ecocardiograma com regurgitação mitral moderada a grave associada ou não à regurgitação aórtica e ao aumento de câmaras esquerdas

Adaptado de Diretrizes Brasileiras para o Diagnóstico, Tratamento e Prevenção da Febre Reumática, 2009, e do Livro-texto da Sociedade Brasileira de Cardiologia, 2. ed, 2015.

insuficientes, sendo a valva mitral a mais acometida, seguida pela valva aórtica. As estenoses costumam estar presentes na fase crônica. Existem três sopros característicos da fase aguda do primeiro episódio de cardite reumática: o sopro sistólico em foco mitral, o sopro diastólico em foco aórtico e o sopro de Carey-Coombs, que é caracterizado como um sopro diastólico em foco mitral e surge em decorrência de um hiperfluxo através da valva mitral não estenosada. Esse hiperfluxo é originado a partir do sangue que regurgitado para o átrio esquerdo junto com o sangue que chegou a esta câmara proveniente dos pulmões.

O surgimento de uma alteração no padrão prévio da ausculta do paciente, como a modificação de um sopro, o aparecimento de atrito ou derrame pericárdico, o aumento da área cardíaca ou uma insuficiência cardíaca quando associados a uma infecção estreptocócica anterior, deve levantar a suspeita de uma cardite recorrente.

Coreia de Sydenham

A Coreia de Sydenham (CS) pode ocorrer em até 30% dos casos de FR e acomete mais crianças e adolescentes do sexo feminino. Possui período de latência maior do que as demais manifestações da doença, variando entre 1 e 7 meses. Pelo grande intervalo entre a infecção estreptocócica e a CS, pode ser difícil a documentação por provas sorológicas da infecção prévia pelo EBGA. Apresenta-se de forma autolimitada, persistindo de poucas semanas até dois anos, com média de 8 a 15 semanas. Diferentemente dos demais critérios maiores, a presença de coreia isolada já pode dar o diagnóstico de um surto reumático. No entanto, ela encontra-se frequentemente associada à cardite.

A CS é caracterizada por movimentos desordenados, involuntários e abruptos, principalmente em membros, podendo acometer também tronco, face, lábios, pálpebras e língua. Está comumente associada a fraqueza muscular e labilidade emocional.

Nódulos Subcutâneos

Os nódulos subcutâneos ocorrem em 2 a 5% dos pacientes e surgem após uma a duas semanas das outras manifestações. Estão normalmente relacionados com a presença de cardite grave e dificilmente duram por mais de um mês. Costumam ser múltiplos, localizando-se principalmente em cotovelos, região occipital, punhos, joelhos, tornozelos, tendão de Aquiles e coluna vertebral. Os nódulos são de 0,5 a 2 cm, firmes, indolores, móveis e, como o próprio nome já diz, estão localizados no tecido subcutâneo e não apresentam características inflamatórias.

Eritema Marginatum

O eritema *marginatum* é a manifestação mais rara da febre reumática. Ocorre, geralmente, no tronco e em extremidades proximais, poupando a face. Caracteriza-se por múltiplas lesões de pele não pruriginosas, indolores, de aspecto macular e eritematoso com halo serpiginoso e região central clara. Elas costumam durar de minutos a horas e são mais frequentes em pacientes com cardite e nódulos subcutâneos.

Critérios Menores
Artralgia

A partir da nova modificação dos Critérios de Jones, em 2015, em populações de médio a alto risco, já podemos considerar como critério menor a presença de monoartralgia. No entanto, nas populações de baixo risco, deve-se considerar como critério apenas os pacientes que apresentarem um quadro de poliartralgia.

Vale ressaltar aqui que as manifestações articulares não podem ser utilizadas para preencher um critério maior e um critério menor em um mesmo paciente.

Febre

É comum no início do surto agudo e costuma ocorrer em quase todos os pacientes que se manifestam com artrite. Para entrar como um critério menor, em populações de médio a alto risco, considera-se os quadros com febre maior que 38°C. Nas populações de baixo risco, deve-se utilizar como ponto de corte uma temperatura maior que 38,5°C.

Reagentes de Fase Aguda

Para o diagnóstico da febre reumática vamos utilizar como reagentes de fase aguda a velocidade de hemossedimentação (VHS) e a proteína C reativa (PCR). Quanto ao VHS, em populações de médio a alto risco consideram-se elevados valores ≥ 30 mm/h e nas de baixo risco valores ≥ 60 mm/h. Já a PCR, quando ≥ 3,0 mg/dL é considerada como alterada nos dois grupos.

Intervalo PR Prolongado

Na criança, considera-se aumentado o intervalo PR quando este se encontra maior que 0,18 s e, em adolescentes e adultos, quando está acima de 0,20 s. A utilização de cardite como um critério maior, não permite a utilização do prolongamento do intervalo PR como um critério menor em um mesmo paciente.

Outras Manifestações Clínicas

Os pacientes com febre reumática aguda, também podem apresentar outras manifestações como dor abdominal, taquicardia desproporcional à febre, mal-estar, anemia, leucocitose e dor precordial. No entanto, apesar de esses sintomas ajudarem a compor o quadro da FR, pela sua prevalência em outras doenças, eles não devem entrar nos critérios diagnósticos.

Exames Complementares

Como exames complementares para avaliação do paciente com FR, têm-se a radiografia de tórax, a eletrocardiografia e a ecocardiografia.

A radiografia é utilizada na procura por sinais de cardiomegalia e de congestão pulmonar. No ECG, pode-se encontrar alterações como taquicardia sinusal, alterações no segmento ST e prolongamento do intervalo PR. O ECG não deve ser utilizado para o diagnóstico ou para a exclusão de cardite. A realização da ecocardiografia é de fundamental importância nos pacientes com FR por permitir uma melhor avaliação do coração e auxiliar na identificação de lesões valvares e de derrame pericárdico.

TRATAMENTO

O tratamento de um caso de febre reumática envolve a supressão da resposta inflamatória, a erradicação do EBGA da orofaringe, o alívio dos sintomas e o início da profilaxia secundária, que será abordada no próximo tópico. A internação hospitalar pode ser necessária em alguns pacientes (Quadro 8-3).

Como medidas gerais, têm-se o controle da febre e o repouso do paciente. Esse, na maioria das vezes, deve ser relativo e não absoluto, por um período de cerca de duas semanas, podendo ser mais prolongado nos pacientes com cardite moderada e grave. As atividades devem ser retomadas de forma gradual, levando-se em conta melhora clínica e redução dos exames de atividade inflamatória. Recomenda-se tratar a febre apenas quando ela estiver maior ou igual a 38,5°C, e a medicação de primeira escolha é o paracetamol.

Apesar de a cultura de orofaringe normalmente ser negativa quando o paciente abre o quadro de febre reumática, está indicado o tratamento para a erradicação do EBGA. Nestes casos, a droga de escolha é a penicilina G benzatina aplicada por via intramuscular.

Em virtude da boa resposta da artrite da FR ao uso de anti-inflamatórios não esteroidais, o ácido acetilsalicílico é a droga de primeira linha para o tratamento dessa condição. Apesar de os sintomas desaparecerem após 24 a 48 horas de uso da medicação, esta deve ser mantida por quatro semanas.

Para o tratamento do acometimento cardíaco, nos casos de cardite leve ainda não existe consenso sobre qual conduta ser tomada, com alguns autores defendendo a não utilização de anti-inflamatórios, outros recomendando o uso de um AINE ou corticoide oral em bai-

Quadro 8-3. Critérios para Internação Hospitalar

1. Cardite moderada ou grave
2. Artrite incapacitante
3. Coreia grave

Adaptado de Diretrizes Brasileiras para o Diagnóstico, Tratamento e Prevenção da Febre Reumática; 2009.

xas doses. Para os casos de cardite moderada ou grave, recomenda-se o tratamento com corticoide, dando-se preferência à prednisona por via oral. Em pacientes refratários, pode ser necessário pulsoterapia com metilprednisolona intravenosa.

Nos casos em que o paciente apresenta coreia, o tratamento medicamentoso está indicado quando os movimentos incoordenados estiverem interferindo nas atividades habituais. Os medicamentos mais utilizados são o haloperidol, o ácido valproico e a carbamazepina.

PROFILAXIA

A profilaxia da febre reumática pode ser dividida em três categorias: a primordial, a primária e a secundária.

A profilaxia primordial diz respeito às medidas socioambientais, com melhora da qualidade de saúde da população. A eficácia dessas medidas na prevenção da febre reumática é percebida quando já podíamos notar uma queda na incidência dessa doença em países desenvolvidos antes mesmo do início do uso da antibioticoterapia em países desenvolvidos.

A profilaxia primária consiste no tratamento com antibiótico da infecção de orofaringe pelo EBGA. A droga de escolha é a penicilina benzatina em dose única intramuscular. Caso seja optada a via oral, pode-se fazer uso da fenoximetilpenicilina (penicilina V), da amoxicilina e da ampicilina, todos por 10 dias. Nos pacientes alérgicos a penicilina, pode-se fazer uso da eritromicina por 10 dias.

A profilaxia secundária visa prevenir a recorrência da doença e reduzir a gravidade da cardiopatia residual. A duração da profilaxia vai depender do acometimento de cada paciente (Quadro 8-4). O antibiótico recomendado é a penicilina benzatina IM a cada 21 dias (Quadro 8-5). Nos pacientes alérgicos, uma alternativa é a sulfadiazina em dose diária.

Quadro 8-4. Recomendações para Profilaxia Secundária de FR. Levar em Consideração os Fatores de Risco aos quais o Paciente está Exposto para a Ocorrência de um Novo Surto

Classificação	Até quando?
FR sem cardite prévia	18/21 anos ou 5 anos após o último surto, (cobrir o maior período)
FR com cardite prévia, insuficiência mitral leve residual ou resolução da lesão valvar	25 anos ou 10 anos após o último surto (cobrir maior período)
Lesão valvar residual moderada a severa	40 anos ou por toda a vida*
Após cirurgia valvar	Por toda a vida

*Levar em consideração os fatores de risco aos quais o paciente está exposto para a ocorrência de um novo surto.
Adaptado das Diretrizes Brasileiras para o Diagnóstico, Tratamento e Prevenção da Febre Reumática; 2009, e da Diretriz Brasileira de Valvopatias; 2011.

Quadro 8-5. Medicações, Indicações e Posologias Utilizadas na Febre Reumática

Medicamento	Indicação	Posologia
Paracetamol	Febre	**Crianças** ■ Abaixo de 12 anos: 10 a 15 mg/kg/dose em intervalos de 4 a 6 horas. Não exceder 50-75 mg/kg em um período de 24 h **Adultos** ■ 750 mg até 05 vezes ao dia

(Continua.)

Quadro 8-5. *(Cont.)* Medicações, Indicações e Posologias Utilizadas na Febre Reumática

Medicamento	Indicação	Posologia
AAS	Artrite	**Crianças** • 80-100 mg/kg/dia, dividida em 4 doses diárias com redução para 60 mg/kg/dia após duas semanas, manter por 4 semanas **Adultos** • 6 a 8 g/dia
Prednisona	Cardite moderada a grave	1-2 mg/kg/dia
Pulsoterapia com metilprednisolona	Casos refratários de cardite	30 mg/kg/dia
Haloperidol	Coreia	Iniciar com 0,5 mg duas vezes ao dia, aumentando 0,5 mg a cada três dias até atingir 5 mg ao dia. Manter por 4 semanas após o controle dos sintomas
Ácido valproico	Coreia	10 mg/kg/dia, aumentando 10 mg/kg a cada semana até dose máxima de 30 mg/kg/dia
Carbamazepina	Coreia	7-20 mg/kg/dia
Penicilina benzatina	Profilaxias primária e secundária	**Primária** • Peso < 20 kg: 600.000 UI IM, dose única • Peso > 20 kg: 1.200.000 UI IM, dose única **Secundária** • Peso < 20 kg: 600.000 UI IM • Peso > 20 kg: 1.200.000 UI IM a cada 21 dias
Fenoximetilpenicilina (penicilina V)	Profilaxia primária	**Criança** • 25-50.000 U/kg/dia VO 8/8 h ou 12/12 h por 10 dias **Adulto** • 500.000 U 8/8 h por 10 dias
Amoxicilina	Profilaxia primária	**Criança** • 35-50 mg/kg/dia VO 8/8 h ou 12/12 h por 10 dias **Adulto** • 500 mg 8/8 h por 10 dias

BIBLIOGRAFIA

Barbosa PJB *et al.* Diretrizes Brasileiras para diagnóstico, tratamento e prevenção da febre reumática. *Arq Bras Cardiol* 2009;93(Suppl 4):127-47.

Carapetis JR *et al* Acute rheumatic fever and rheumatic heart disease. *Nat Rev Dise Primers* 2016;2:15084.

Figuinha FCR, Accorsi TAD. Febre Reumática. In: Santos ECL *et al* Manual de Cardiologia Cardiopapers. São Paulo: Editora Atheneu; 2013. p. 657-664.

Gewitz MH *et al.* Revision of the Jones criteria for the diagnosis of acute rheumatic fever in the era of Doppler echocardiography a scientific statement from the American heart association. *Circulation* 2015;131(20):1806-1818.

Mayosi BM. Rheumatic Fever. In: Zipes DP *et al.* Braunwald's Heart Disease E-Book: A Textbook of Cardiovascular Medicine, 11.ed. Philadelphia: Elsevier Health Sciences; 2018. p. 1509-1517.

Mota CCC, Conde AA, Fudoli JPV. Febre Reumática. In: Moreira MV, Montenegro ST, Paola AAV. Livro-texto da Sociedade Brasileira de Cardiologia, 2. ed. Barueri: Manole; 2015. p. 1418-1426

VALVOPATIAS

CAPÍTULO 9

André Loureiro Fernandes
Ícaro Luan Cordeiro da Costa Moura

INTRODUÇÃO

Valvopatia é o nome dado às doenças que acometem as valvas cardíacas. Em nosso coração, temos quatro delas: a valva aórtica, localizada entre o ventrículo esquerdo e a artéria aorta; a valva mitral, que separa o átrio esquerdo do ventrículo esquerdo; a valva pulmonar, presente entre o ventrículo direito e a artéria pulmonar; e a valva tricúspide, que fica entre o átrio direito e o ventrículo direito.

Essa condição pode-se apresentar na forma de uma estenose ou de uma insuficiência valvar. A primeira é definida como um estreitamento da área da valva dificultando a passagem do sangue. Já na segunda, existe uma incompetência da valva para o fechamento correto dos folhetos, permitindo o refluxo sanguíneo.

A doença valvar pode manifestar-se com uma estenose e/ou com uma insuficiência. Quando essas duas formas coexistem na mesma valva, diz-se que existe uma dupla lesão ou uma dupla disfunção valvar. Além disso, mais de uma delas pode ser acometida ao mesmo tempo.

Por sua maior importância clínica e epidemiológica, neste capítulo, discutiremos as doenças que acometem a valva aórtica e a valva mitral.

EPIDEMIOLOGIA

A doença valvar em nosso país representa uma condição de elevada importância epidemiológica, sendo responsável por parte significativa das internações por doença cardiovascular. Diferentemente de alguns países desenvolvidos, no Brasil, a maior parte das valvopatias é de etiologia reumática, e a principal valva acometida é a mitral.

No caso da valva mitral, a valvopatia mais prevalente é a dupla lesão não balanceada, na qual existem graus diferentes de estenose e de insuficiência valvar. Em segundo lugar, temos o prolapso de valva mitral (PVM), que costuma ter um curso benigno na maioria dos pacientes.

Quando avaliamos a epidemiologia do acometimento da valva aórtica, vemos que ela apresenta um caráter bimodal. Enquanto que, em pacientes jovens, há um predomínio da etiologia reumática, nos pacientes mais idosos a principal causa de disfunção aórtica é a calcificação valvar, levando a uma estenose aórtica. Estima-se que 1 a 2% das pessoas maiores de 65 anos e 12% dos maiores de 75 anos apresentam estenose aórtica por calcificação, com 3,4% destes apresentando estenose grave.

ESTENOSE MITRAL (EM)
Etiologia e Fisiopatologia
A principal etiologia de estenose mitral é a febre reumática, responsável por até 95% dos casos no Brasil. Como outras causas para EM podemos citar as de origem congênita; as originadas por valvulites em doenças como o lúpus eritematoso sistêmico e a amiloidose; as causadas por massas como o mixoma; e por calcificação, que pode ocorrer em idosos ou pacientes renais crônicos dialíticos.

Nos pacientes com estenose mitral, há uma obstrução mecânica à passagem do sangue do átrio esquerdo para o ventrículo esquerdo. Isso leva a um acúmulo sanguíneo no átrio, com consequente aumento da pressão no interior dessa câmara. Retrogradamente, percebemos a elevação da pressão venosa e capilar dos pulmões, causando congestão pulmonar. O aumento da resistência vascular, pode progredir para um quadro de hipertensão pulmonar secundária com aumento do esforço exigido ao ventrículo direito, que, ao persistir cronicamente, acarretará na disfunção desta câmara.

A combinação da estenose mitral com a inflamação atrial causada pela cardite reumática leva a uma dilatação atrial, fibrose de suas paredes e desorganização dos feixes musculares. Esses três fatores atuam em conjunto para que a EM seja um importante fator de risco para o desenvolvimento de fibrilação atrial.

A presença de fibrilação atrial agrava a condição do paciente por ocasionar a perda da contração atrial organizada, o que aumenta o gradiente mitral e dificulta ainda mais a passagem de sangue para o ventrículo esquerdo. Além dela, outra situação que pode proporcionar piora do quadro do paciente é a taquicardia, pois o aumento da frequência cardíaca encurta o período diastólico, diminuindo o tempo que o sangue teria para passar pela valva estenosada. Essas duas condições aumentam a pressão no átrio esquerdo e nos capilares pulmonares, predispondo a piora dos sintomas.

É importante notarmos que a estenose mitral não é uma doença que acomete o ventrículo esquerdo, pois a obstrução está acima dele. Assim, nos pacientes com EM isolada, a função ventricular esquerda costuma estar preservada.

Diagnóstico
Clínico
Os pacientes com EM podem-se apresentar com dispneia e edema pulmonar, que são justificados pela congestão pulmonar descrita no tópico anterior. Outros sintomas incluem hemoptise e fadiga. Além disso, o aumento da pressão capilar pulmonar pode dar origem a uma hipertensão pulmonar secundária pelo aumento da resistência vascular pulmonar.

Ao exame, o paciente pode apresentar a primeira bulha (B1) hiperfonética, estalido de abertura e um sopro diastólico em ruflar no foco mitral, com reforço pré-sistólico. Essa intensificação do sopro antes da sístole ventricular tem origem com a contração atrial, que força ainda mais a passagem do sangue pela valva, e, consequentemente, não é percebido nos portadores de fibrilação atrial. Nos casos de hipertensão pulmonar, a segunda bulha pode estar hiperfonética. A intensidade do sopro não guarda relação com a gravidade do acometimento valvar. Outro achado semiológico é a presença de fácies mitral, caracterizada pelas bochechas de coloração rósea, presente, principalmente, nos casos de estenose mitral grave.

A presença de fibrilação atrial e de hipertensão pulmonar são sinais de mau prognóstico.

Exames Complementares

A ecocardiografia é quem vai confirmar o diagnóstico e quantificar a lesão (Quadro 9-1), sendo normalmente utilizada a via transtorácica. Ela também vai ser importante para a definição de qual tratamento cirúrgico será adotado por meio do cálculo de escore de Wilkins. Nele, será atribuída uma pontuação de 4 a 16 para a valva com base em quatro critérios: mobilidade dos folhetos, espessura dos folhetos, calcificação valvar e acometimento subvalvar (Quadro 9-2).

Na radiografia de tórax, costumamos encontrar um índice cardiotorácico normal, visto que a estenose mitral poupa o ventrículo esquerdo. Na presença de aumento do átrio esquerdo, podem estar presentes o sinal do duplo contorno atrial à direita, quarto arco na silhueta cardíaca à esquerda e a elevação do brônquio fonte esquerdo, popularmente conhecido como sinal da bailarina.

Quadro 9-1. Quantificação da Estenose Mitral

Lesão (grau)	Área valvar (cm²)	Gradiente médio em repouso (mmHg)
Discreta	> 1,5	< 5
Moderada	1,0 a 1,5	5 a 10
Importante	< 1,0	> 10

Quadro 9-2. Escore de Wilkins

	(1)	(2)	(3)	(4)
Mobilidade dos folhetos	Mobilidade elevada da valva com apenas restrição nas extremidades dos folhetos	Regiões medial e basal apresentam mobilidade normal	A valva continua se movendo adiante na diástole, principalmente na base	Nenhum ou mínimo movimento dos folhetos em diástole
Acometimento subvalvar	Mínimo espessamento subvalvar exatamente abaixo dos folhetos mitrais	Espessamento de cordas estendendo-se por mais de um terço do comprimento	Espessamento expandindo-se para o terço distal das cordas	Espessamento extenso e encurtamento de todas as estruturas das cordas expandindo-se para os músculos papilares
Espessura dos folhetos	Espessamento dos folhetos com espessura próxima do normal (4-5 mm)	Camadas médias normais, espessamento considerável de margens (5-8 mm)	Espessamento expandindo através de toda a camada (5-8 mm)	Espessamento considerável de toda a camada do tecido (> 8-10 mm)
Calcificação valvar	Uma área única da ecoluminosidade aumentada	Mínimas áreas de luminosidade confinadas às margens do folheto	Luminosidade expandindo-se dentro da porção média dos folhetos	Luminosidade extensa, além dos limites dos folhetos

O eletrocardiograma pode vir com sinais de sobrecarga atrial esquerda e, na presença de hipertensão pulmonar, desvio do eixo para a direita e sobrecarga ventricular direita. Ele também é utilizado para confirmar a presença de fibrilação atrial.

Outros exames para a avaliação do paciente incluem o teste de esforço e o cateterismo cardíaco. Este último costuma ser indicado, antes do tratamento cirúrgico, em situações como homens maiores de 40 anos, mulheres pós-menopausa e pacientes com fatores de risco para a doença arterial coronariana, uma vez que se forem encontradas lesões coronarianas significativas, estas poderão ser abordadas no mesmo tempo cirúrgico da troca valvar.

Tratamento
Farmacológico

O tratamento farmacológico é utilizado apenas para alívio dos sintomas, não atuando sobre a obstrução valvar. Nos pacientes com EM moderada a importante, é indicado para controle de sintomas e de complicações enquanto se aguarda procedimento intervencionista. Pacientes com EM discreta, com ritmo sinusal e assintomáticos não precisam de tratamento farmacológico específico.

Um dos principais objetivos dessa modalidade de tratamento na EM é o controle da frequência cardíaca. A principal classe utilizada é a dos betabloqueadores (atenolol, propranolol etc.), que pode ser substituída pelos bloqueadores de canais de cálcio não diidropiridínicos (verapamil e diltiazen) caso o paciente apresente alguma contraindicação.

Nos pacientes com sinais e sintomas de congestão pulmonar, pode-se fazer uso de diuréticos, preferencialmente os de alça, como a furosemida, associada à restrição hidrossalina. Pacientes com fibrilação atrial e aqueles que estão em ritmo sinusal, mas apresentam aumento de átrio esquerdo (> 55 mm) e evidência de contraste atrial espontâneo ao ecocardiograma ou que tiveram evento embólico prévio necessitam de antiagulação oral com varfarina. Os novos anticoagulantes orais não estão indicados para pacientes com fibrilação atrial de origem valvar.

Intervencionista

Atualmente, existem duas modalidades de tratamento intervencionista na estenose mitral: a valvuloplastia mitral por cateter-balão (VMCB) e o tratamento cirúrgico.

A VMCB é considerada o tratamento de escolha e está indicada para os pacientes sintomáticos e para os assintomáticos se houver fatores complicadores (Hipertensão pulmonar ou fibrilação atrial de início recente), na ausência de contraindicação (Quadro 9-3). Para a realização de VMCB, a valva mitral deve apresentar um escore de Wilkins ≤ 8, com a pontuação do aparelho subvalvar e da calcificação ≤ 2.

O tratamento cirúrgico está indicado para pacientes sintomáticos com classe funcional III-IV ou assintomáticos com fatores complicadores, nos pacientes que apresentam escore de Wilkins > 8 ou presença de contraindicações à VMCB.

Quadro 9-3. Contraindicações à VMCB

1. Trombo em átrio esquerdo
2. Insuficiência mitral moderada ou importante
3. Fenômeno embólico recente

INSUFICIÊNCIA MITRAL (IM)
Etiologia e Fisiopatologia
A principal etiologia da insuficiência mitral é a febre reumática, sendo esta a lesão mais comum nos casos agudos. Outras etiologias incluem o prolapso de valva mitral; endocardite infecciosa; cardiomiopatia dilatada, em que a dilatação do anel valvar prejudica o fechamento dos seus folhetos; doenças isquêmicas, as quais podem gerar disfunção do músculo papilar.

Na insuficiência mitral, durante a sístole ventricular, parte do sangue reflui para o átrio esquerdo em vez de ser ejetado apenas em direção à aorta, como seria esperado fisiologicamente. Isso gera um aumento da pressão atrial esquerda pela sobrecarga de volume a que essa câmara será submetida e também um aumento do trabalho exigido ao ventrículo esquerdo (VE). Isso ocorre porque ele terá de bombear não só o sangue que viria normalmente do átrio esquerdo oriundo da circulação pulmonar, mas também o sangue que refluiu para o átrio durante a sístole anterior.

Assim como na estenose mitral, na IM também há um aumento da pressão atrial esquerda, levando à congestão pulmonar e dispneia. No entanto, nesta valvopatia, a sobrecarga de volume imposta ao ventrículo esquerdo pode levar à disfunção ventricular e o paciente começar a apresentar também sinais e sintomas de baixo débito cardíaco.

Diagnóstico
Clínico
O paciente pode apresentar-se tanto com dispneia pela congestão pulmonar, quanto com sintomas de baixo débito como fraqueza progressiva.

Nos casos de insuficiência mitral aguda, a exemplo do que ocorre nos quadros ruptura de músculo papilar, o átrio esquerdo não possui tempo suficiente para compensar o aumento súbito da pressão intracavitária. Isso gera uma elevação repentina da pressão capilar pulmonar, e o paciente pode apresentar um edema agudo de pulmão.

Na presença de hipertensão pulmonar, temos B2 hiperfonética. Além disso, nos quadros mais graves, a hipertensão pulmonar, pode levar a uma falência do ventrículo direito e o paciente passa a apresentar sinais de insuficiência cardíaca direita, com edema de membros inferiores, ascite e turgência jugular.

Ao exame, há a presença de um sopro holossistólico em foco mitral, que irradia para a axila, e primeira bulha pode estar hipofonética. O ápice cardíaco encontra-se desviado para a esquerda e para baixo pelo aumento do ventrículo esquerdo.

Exames Complementares
A ecocardiografia é o método diagnóstico de escolha e nos mostrará o refluxo sanguíneo do ventrículo esquerdo para o átrio esquerdo durante a sístole ventricular. Ela também nos dá dados que serão utilizados para a quantificação da IM como área do jato regurgitante, largura da *vena contracta*, volume regurgitante, fração regurgitante; área do orifício regurgitante e as dimensões das câmaras cardíacas (Quadro 9-4).

A radiografia de tórax pode-se apresentar com sinais de congestão pulmonar e índice cardiotorácico elevado nos casos de aumento do ventrículo esquerdo. Além disso, também podem estar presentes os sinais de aumento atrial esquerdo citados no tópico sobre estenose mitral.

Quadro 9-4. Classificação da Insuficiência Mitral

	Discreta	Moderada	Importante
Área do jato regurgitante com Doppler colorido (cm²)	Área pequena, jato central (< 4 cm 2 ou < 20% da área do átrio esquerdo)	20 a 40% da área do átrio esquerdo	> 40% da área do átrio esquerdo
Vena contracta (cm)	< 0,3	0,3-0,69	≥ 0,7
Volume regurgitante (mL/batimento)	< 30	30-59	≥ 60
Fração regurgitante (%)	< 30	30-49	≥ 50
Área do orifício regurgitante (cm²)	< 0,2	0,2-0,39	0,4

Ao eletrocardiograma, o paciente pode apresentar sobrecargas de câmaras esquerdas e arritmias atriais ou ventriculares. Na presença de hipertensão pulmonar, sobrecarga de câmaras direitas.

Testes adicionais incluem o cateterismo cardíaco com indicações semelhantes às dos pacientes com estenose mitral.

Tratamento
Clínico
O tratamento clínico da IM não apresenta impacto na morbimortalidade devendo apenas ser utilizado como ponte para o tratamento cirúrgico. Nos pacientes sintomáticos, pode-se fazer uso de diuréticos e vasodilatadores objetivando-se a redução das pressões de enchimento ventricular.

Cirúrgico
O tratamento cirúrgico está indicado nos pacientes sintomáticos. Nos pacientes assintomáticos, deve-se indicar cirurgia naqueles que começarem a apresentar sinais de disfunção ventricular como fração de ejeção entre 30 e 60% e/ou diâmetro sistólico de ventrículo esquerdo ≥ 40 mm; e naqueles que apresentarem pressão sistólica de artéria pulmonar ≥ 50 mmHg ou fibrilação atrial.

ESTENOSE AÓRTICA (EAo)
Etiologia e Fisiopatologia
As principais etiologias para a estenose aórtica são a febre reumática, em que a EAo normalmente está associada a uma lesão concomitante na mitral; as causas congênitas, como a valva aórtica bicúspide; e a degeneração senil.

Na estenose aórtica, a obstrução à saída do fluxo do ventrículo esquerdo para aorta leva a um aumento da pressão sistólica do VE, com consequente hipertrofia de sua parede e aumento do consumo miocárdico de oxigênio. Além disso, a dificuldade para a ejeção sanguínea causa um prolongamento do tempo de ejeção ventricular, que, consequentemente, vai levar à diminuição do período diastólico, momento no qual ocorre a perfusão miocárdica.

O aumento de consumo de oxigênio pela parede hipertrofiada somado ao aporte sanguíneo inadequado dá início a um desbalanço entre a demanda e a perfusão tecidual. Isso vai ocasionar isquemia miocárdica, e o paciente evoluirá cronicamente com falência ventricular esquerda.

Diagnóstico
Clínico
O quadro clínico da estenose aórtica apresenta uma tríade clássica composta por *angina pectoris*, dispneia e síncope aos esforços. A partir da fisiopatologia da EAo, podemos entender como se desenvolvem esses sintomas. A angina decorre do processo de isquemia miocárdica, a dispneia pela congestão pulmonar em decorrência da insuficiência cardíaca esquerda, e as síncopes são originadas pelo baixo débito cerebral durante o exercício, pois a obstrução na saída do VE impede o aumento do débito cardíaco necessário para essa situação de estresse físico.

É importante ficarmos atentos às outras causas de angina como a doença arterial coronariana, que costuma estar presente um cerca de 37% dos pacientes com EAo de etiologia degenerativa, uma vez que ambas apresentam os mesmos fatores de risco.

No exame físico, há um sopro sistólico em foco aórtico que pode se irradiar para fúrcula esternal e para as carótidas. Outros sinais que podem estar presentes são o desdobramento paradoxal de B2 ou B2 inaudível, pulso *parvus e tardus* e presença de B4.

Exames Complementares
O ecocardiograma vai confirmar o diagnóstico e nos trazer informações importantes para avaliar a gravidade da estenose valvar (Quadro 9-5). Os folhetos costumam apresentar-se espessados e com mobilidade reduzida, e pode haver hipertrofia ventricular.

Na radiografia de tórax, a área cardíaca pode estar normal ou pouco aumentada e pode ser possível notar calcificação da aorta. É possível haver sinais de congestão pulmonar.

No eletrocardiograma, podemos notar a presença de sobrecarga ventricular esquerda, bloqueio de ramo ou bloqueio atrioventricular e alterações de repolarização ventricular.

O teste ergométrico pode ser solicitado em pacientes assintomáticos ou sintomas duvidosos com fração de ejeção normal para avaliar se existe indicação cirúrgica.

Outro exame que pode ser útil na avaliação dos pacientes com EAo importante é a ecocardiografia sob estresse com dobutamina. Ela está indicada em pacientes com área valvar ≤ 1,0 cm² e com fração de ejeção < 50%. É utilizada para diferenciar os pacientes com estenose aórtica importante, que se beneficiam do tratamento cirúrgico, daqueles com pseudoestenose aórtica importante, em que a cirurgia não melhora função ventricular e pode aumentar a mortalidade.

Quadro 9-5. Classificação da Estenose Aórtica

	Discreta	Moderada	Importante
Velocidade do jato (m/s)	< 3,0	3,0 a 4,0	> 4,0
Gradiente médio (mmHg)	< 25	25 a 40	> 40
Área valvar (cm²)	> 1,5	0,8 a 1,5	< 0,8
Índice de área valvar (cm²/m²)			< 0,6

O cateterismo cardíaco possui como uma das suas principais indicações para sua realização os pacientes com fatores de risco para doença arterial coronariana que serão submetidos à cirurgia.

Tratamento
Clínico
Na estenose aórtica, o tratamento clínico também não é modificador do curso clínico da doença, devendo ser utilizado apenas como sintomático.

Intervencionista
Existem atualmente duas principais modalidades para o tratamento da estenose aórtica, o cirúrgico e a troca valvar transcateter (TAVI).

A principal indicação para a cirurgia é a de pacientes sintomáticos com risco cirúrgico baixo ou intermediário. Certos pacientes, apesar de assintomáticos, também são candidatos ao procedimento cirúrgico (Quadro 9-6).

A TAVI é reservada aos pacientes sintomáticos com expectativa de vida > 1 ano e que apresentam contraindicação à cirurgia convencional ou que são de alto risco cirúrgico. Ela ainda pode ser considerada em pacientes com risco cirúrgico intermediário.

INSUFICIÊNCIA AÓRTICA (IAo)
Etiologia e Fisiopatologia
A insuficiência aórtica possui como causa tanto as doenças que acometem a própria valva, a exemplo da febre reumática, que é responsável por 80% dos casos em nosso país, quanto por patologias que acometem a raiz da aorta, como a dissecção aórtica e a síndrome de Marfan. Nestas últimas, a regurgitação aórtica é ocasionada por uma dilatação do anel aórtico, impedindo o fechamento correto dos folhetos.

O refluxo sanguíneo para o ventrículo esquerdo, oriundo da insuficiência valvar dá origem a uma sobrecarga de volume do VE. Isso leva à hipertrofia desta câmara para suprir essa nova demanda, aumentando o consumo miocárdico. Assim como na estenose aórtica, a IAo também cursa com um tempo de ejeção ventricular prologado, piorando a perfusão do miocárdio. Com a progressão da doença, esse processo se agrava até que o ventrículo esquerdo não consegue mais compensar essa alteração hemodinâmica e torna-se disfuncional, momento no qual o paciente passa a apresentar sintomas de insuficiência cardíaca.

Quadro 9-6. Indicações de Tratamento Cirúrgico em Pacientes Assintomáticos com Estenose Aórtica Importante

1. Pacientes em programação de outra cirurgia cardíaca

2. Pacientes com fatores complicadores
- Fração de ejeção < 50%
- Ausência de reserva inotrópica no teste ergométrico e/ou baixa capacidade funcional

3. Pacientes com valvopatia crítica
- Área valvar aórtica < 0,7 cm²
- Velocidade média do jato > 5,0 m/s
- Gradiente médio ventrículo esquerdo/Ao > 60 mmHg

Quando a IAo surge de maneira aguda, o paciente torna-se rapidamente sintomático, pois o ventrículo esquerdo não possui tempo hábil para se adaptar. Isso causa um aumento rápido das pressões de enchimento das câmaras esquerda com consequente hipertensão venocapilar pulmonar.

Diagnóstico
Clínico
O quadro clínico é decorrente da disfunção ventricular esquerda, e o paciente pode queixar-se de dispneia, fadiga, angina e palpitação. Nos quadros agudos, os sintomas podem-se iniciar com um quadro rapidamente progressivo com dispneia e edema agudo de pulmão.

No exame físico, encontramos um sopro diastólico em foco aórtico de caráter aspirativo. Pode estar presente ainda o sopro de Austin-Flint, que é um sopro diastólico em foco mitral originado pela dificuldade da abertura dos folhetos da valva mitral imposta pelo jato regurgite da IAo. Além disso, o refluxo sanguíneo para o ventrículo esquerdo dá origem a diversos sinais semiológicos (Quadro 9-7).

Exames Complementares
A ecocardiografia vai ser o exame responsável por fechar o diagnóstico, ajudar a identificar uma possível causa e determinar o grau de refluxo, além de avaliar a função ventricular.

Na radiografia de tórax, a área cardíaca pode estar aumentada e podemos encontrar sinais de congestão pulmonar nos pacientes mais graves. A depender da etiologia da IAo, podemos encontrar uma dilatação aneurismática da raiz da aorta, como na síndrome de Marfan.

O eletrocardiograma pode apresentar alterações como sobrecarga ventricular esquerda com desvio do eixo para esquerda. Nos casos mais graves, pode haver sobrecarga atrial esquerda.

O cateterismo cardíaco está recomendado para os pacientes com indicação de cirurgia e que apresentam fatores de risco para doença arterial coronariana, incluindo homens maiores de 40 anos e mulheres pós-menopausa. Também pode ser utilizado para auxiliar na quantificação do refluxo nos pacientes em que os exames não invasivos foram inconclusivos.

Quadro 9-7. Sinais Semiológicos da Insuficiência Aórtica

Sinal semiológico	Achado clínico
Pulso em martelo d'água (Pulso de Corrigan)	Pulso com alta amplitude a baixa duração
Musset	Movimentação da cabeça que coincide com o batimento cardíaco
Minervini	Pulsação da base da língua
Quinckle	Oscilação da tonalidade do leito ungueal
Duroziez	Duplo sopro à compressão da artéria femoral
Muller	Pulsação da úvula
Traube	Som audível sobre o pulso femoral

Tratamento
Clínico
Ainda não existe um tratamento clínico disponível para evitar a progressão da IAo, devendo ser utilizado apenas como sintomático.

Cirúrgico
O tratamento cirúrgico está indicado para os casos sintomáticos com IAo importante. A indicação para pacientes assintomáticos está reservada para pacientes com fração de ejeção < 50% ou que apresentam aumento do diâmetro sistólico ou diastólico do ventrículo esquerdo.

BIBLIOGRAFIA
Figuinha FCR, Accorsi TAD. Estenose Aórtica. In: Santos ECL *et al.* Manual de Cardiologia Cardiopapers. São Paulo: Editora Atheneu, 2013. p. 611-620.

Figuinha FCR, Accorsi TAD. Estenose Mitral. In: Santos ECL *et al.* Manual de Cardiologia Cardiopapers. São Paulo: Editora Atheneu, 2013. p. 629-636.

Figuinha FCR, Accorsi TAD. Insuficiência Aórtica. In: Santos ECL *et al.* Manual de Cardiologia Cardiopapers. São Paulo: Editora Atheneu, 2013. p. 621-628.

Figuinha FCR, Accorsi TAD. Insuficiência Mitral. In: Santos ECL *et al.* Manual de Cardiologia Cardiopapers. São Paulo: Editora Atheneu, 2013. p. 637-642.

Lindman BR, Bonow RO, Otto CM. Aortic Valve Disease. In: Zipes DP *et al.* Braunwald's Heart Disease E-Book: A Textbook of Cardiovascular Medicine, 11.ed. Philadelphia: Elsevier Health Sciences, 2018. p. 1389-1412.

Moisés VA, Cardoso LF, Assef JE. Insuficiência aórtica. In: Moreira MV, Montenegro ST, Paola AAV. Livro-texto da Sociedade Brasileira de Cardiologia, 2.ed. Barueri: Manole, 2015. p. 1448-1454.

Tarasoutchi F *et al.* Diretriz brasileira de valvopatias-SBC 2011/I Diretriz interamericana de valvopatias-SIAC 2011. *Arq Bras Cardiol* 2011;97(5):1-67.

Tarasoutchi F *et al.* Atualização das Diretrizes Brasileiras de Valvopatias: Abordagem das Lesões Anatomicamente Importantes. *Arq Bras Cardiol* 2017;109(6):1-34.

Thomas JD, Bonow RO. Mitral Valve Disease. In: Zipes DP *et al.* Braunwald Heart Disease E-Book: A Textbook of Cardiovascular Medicine, 11.ed. Philadelphia: Elsevier Health Sciences, 2018. p. 1415-1442.

ENDOCARDITE INFECCIOSA

Artur Guilherme Holanda Lima
Áquila Matos Soares

INTRODUÇÃO

A endocardite infecciosa (EI) pode ser definida como infecção do endotélio cardíaco por um patógeno, principalmente bactérias e fungos. As valvas, em especial atrial e mitral, são as estruturas mais frequentemente acometidas, porém cordas tendíneas ou áreas de lesão prévia no endotélio também são possíveis locais de acometimento. A infecção frequentemente produz vegetações que são estruturas compostas de plaquetas, fibrina, células inflamatórias e microrganismos infecciosos.

A EI pode ser classificada de acordo com a temporalidade das manifestações clínicas (aguda × subaguda) ou conforme um fator de risco, como o uso de drogas intravenosas, sendo fundamental essa diferenciação para presunção do patógeno envolvido e, consequentemente, proposição da terapia mais adequada.

EPIDEMIOLOGIA

Em países desenvolvidos, a incidência de endocardite oscila entre 2,6 a 7 casos por 100.000 habitantes/ano e tem permanecido estável nas últimas décadas. Observa-se elevação da faixa etária afetada pela EI nesses países, podendo ser explicado pelo maior número de idosos e, consequentemente, aumento de lesões valvares associadas ao envelhecimento e o menor número de casos de febre reumática, que acomete principalmente os mais jovens. Dados no Brasil ou em países subdesenvolvidos são escassos na literatura.

Na faixa etária pediátrica, as cardiopatias congênitas são uma predisposição constante a EI. O uso de drogas intravenosas é um fator de risco importante, notadamente nos países desenvolvidos, acometendo, principalmente, adultos de 20 a 40 anos, constituindo-se como um grupo epidemiológico importante para EI.

Estima-se que 30 a 35% dos casos de endocardite em valvas nativas podem estar associados aos cuidados de saúde, principalmente em indivíduos submetidos a procedimentos invasivos, como cateteres venosos centrais, implante de dispositivos cardíacos, hemodiálise, entre outros.

A EI também acomete valvas protéticas, sendo, portanto, um complicador. Neste contexto, o tempo de aparecimento da endocardite após substituição da valva é um importante parâmetro para avaliar risco de EI (maior nos 6 primeiros meses com redução gradual até uma taxa baixa) e prováveis agentes etiológicos envolvidos.

ETIOLOGIA E FISIOPATOLOGIA

A patogênese da EI está relacionada a um turbilhonamento do fluxo sanguíneo (associado a valvopatias ou *shunts* arteriovenosos, por exemplo) e lesão na parede endocárdica (como causada pela presença de marcapasso ou de cardiodesfibrilador implantável ou de cateteres venosos profundos). Esses fatores provocam a formação de um tampão plaquetário, inicialmente estéril, mas que durante episódios de bacteremia ou, mais raramente, fungemia pode tornar-se colonizado.

Com a infecção do trombo, há tendência ao aumento do mesmo em virtude do recrutamento de células inflamatórias e da deposição de mais plaquetas e fibrinas. Essa vegetação aumentada pode fragmentar-se em êmbolos e causar as manifestações clínicas da EI e de suas complicações.

Em indivíduos com valva nativa, os principais agentes etiológicos envolvidos na EI subaguda são os estreptococos alfa-hemolíticos (também conhecidos como do grupo viridans), enterococos, *Streptococcus gallolyticus* (antigo bovis) e os microrganismos HACEK (*Haemophilus, Actinobacillus, Cardiobacterium, Eikenella* e *Kingella*).

Os *Streptococcus* do grupo viridans são encontrados na microbiota nativa da cavidade oral e podem colonizar valvas previamente lesadas a partir de bacteremias transitórias. São a principal causa de endocardite bacteriana subaguda. Os *Enterococcus* estão associados a bacteremias após procedimentos no trato geniturinário.

O *S. gallolyticus* tem origem no trato gastrointestinal, onde se associa a pólipos e a tumores do colo, devendo-se, obrigatoriamente, realizar colonoscopia em paciente com endocardite por esse patógeno. O grupo HACEK é formado por bactérias Gram-negativas que fazem parte da microbiota respiratória. São uma causa rara de EI.

A endocardite aguda em valvas nativas está associada principalmente ao *Staphylococcus aureus* e, em menor grau, aos *Enterococcus* e ao *Streptococcus pneumoniae*. A maior virulência dessas bactérias permite sua aderência direta ao endotélio intacto ou ao tecido subendotelial exposto.

Geralmente, a EI por *S. aureus* está associada a infecções de pele ou de tecido subcutâneo ou uso de drogas intravenosas. Em usuários de drogas IV, diferentemente dos demais grupos, é comum o acometimento da valva tricúspide, ocorrendo a propagação de êmbolos sépticos para os pulmões. Múltiplos abscessos pulmonares bilaterais são uma complicação característica da EI de tricúspide. As infecções das valvas do lado esquerdo nesse grupo, na maioria dos casos, têm uma etiologia polimicrobiana (associados a bacilos Gram-negativos entéricos e fungos).

Nas valvas protéticas, o fator temporal é importante na determinação da etiologia. Em até 1 ano após a troca valvar, os principais agentes etiológicos são o *S. aureus* e o *Staphylococcus epidermidis*. Após esse período, os patógenos isolados são semelhantes aos que, mais comumente, acometem a valva nativa.

DIAGNÓSTICO

Clínico

A síndrome clínica de endocardite infecciosa, como citado anteriormente, pode ser dividida entre as apresentações aguda e subaguda. O microrganismo causal é o principal responsável pela evolução temporal da endocardite.

Na forma subaguda, a apresentação da doença é inespecífica e arrastada; em muitas vezes, os achados são atribuídos a outras doenças mais comuns, o que leva a uma demora ao diagnóstico. A endocardite subaguda é causada por estreptococos viridans, enterococos e pelos microrganismos do grupo HACEK, geralmente acometendo um endocárdio previamente lesado.

Na apresentação aguda, a toxemia e a gravidade do quadro demandam internação hospitalar, o que promove o diagnóstico de maneira mais precoce. O principal agente envolvido na forma aguda é o *S. aureus*, podendo acometer valvas sem lesão anterior e evoluindo rapidamente para disfunção cardíaca e óbito se não for tratada imediatamente.

As manifestações clínicas da endocardite são inespecíficas. Entretanto, a combinação de febre com anormalidades valvares ou com fator de risco para endocardite (como uso de drogas IV) sugere o diagnóstico. A presença de bacteremias com microrganismos típicos, de êmbolos arteriais sem qualquer outra explicação e de lesão valvar cardíaca também é favorável a hipótese de EI. Nas formas subagudas, a febre, que é o achado mais comum, costuma ser baixa e raramente excede 39,4°C, temperaturas mais elevadas são frequentemente vistas na apresentação aguda. Sudorese noturna, perda ponderal, calafrios, fraqueza, náuseas e vômitos são achados clínicos associados ao quadro típico da endocardite.

Sopros cardíacos são sinais comuns na EI, podendo estar presente em até 85% dos pacientes. Ocorrência de novo sopro ou mudança nas características de sopro prévio são achados clássicos, porém acontece em uma minoria dos casos.

É comum a presença de manifestações periféricas, como hemorragias subungueais "em lasca" e petéquias em mucosas, provocadas pela vasculite ou por embolização. Manchas de Janeway são lesões maculares, indolores, localizadas em mãos e pés. Estão relacionadas a quadros mais prolongados de doença e a eventos embólicos.

Os nódulos de Osler são lesões de 2 a 15 mm encontradas nas polpas digitais e desaparecem em alguns dias. Manchas de Roth aparecem na retina, sendo descritas como lesões ovais esbranquiçadas com halo hemorrágico. Essas alterações decorrem da deposição de imunocomplexos associado a vasculite. Glomerulonefrites focais e positivação do fator reumatoide são alterações de cunho imunológico que podem estar associadas ao quadro.

Os aneurismas micóticos decorrem da fragilização da parede dos vasos e ocorrem, principalmente, nos vasos intracranianos e artérias mesentérica superior, esplênica, coronária e pulmonar.

Embolização sistêmica ocorre em até 40% dos casos. Podendo acometer diversos órgãos, sendo os sítios mais frequentes: baço, rins, pulmões e intestino.

Laboratorial

A confirmação de acometimento do endocárdio por exames histológicos e microbiológicos, é o padrão ouro para o diagnóstico da endocardite infecciosa. Entretanto, essa investigação só é possível em casos de necrópsia ou de cirurgias cardíacas.

Os critérios diagnósticos usados na EI baseiam-se, principalmente, na positividade de hemoculturas e do ecocardiograma. Fatores de risco e achados clínicos também compõem os critérios diagnósticos – conhecidos como critérios de Duke modificados. Os critérios de Duke apresentam alta sensibilidade e especificidade, e são os mais usados para diagnóstico da endocardite no mundo (Quadro 10-1).

É considerado como caso confirmado de EI se há presença de:

- 2 critérios maiores ou;
- 1 critério maior e 2 menores ou;
- 5 critérios menores.

É considerado EI possível se há 1 critério maior mais 1 menor ou 3 menores.

Quadro 10-1. Critérios de Duke Modificados

Critérios maiores

Evidências microbiológicas
- Isolamento dos agentes comuns de EI em duas hemoculturas distintas, sem outro foco primário de infecção
- Hemoculturas persistentemente positivas (2 positivas com intervalo maior que 12 horas ou ≥ 3 culturas positivas)
- Única cultura ou sorologia positiva para Coxiella Burnetii

Evidências de envolvimento endocárdico
- Ecocardiograma com evidências de endocardite: massas intracardíacas oscilantes, abscessos, nova deiscência parcial de prótese valvar ou nova regurgitação valvar

Critérios menores

Predisposição à EI
- EI prévia, valva cardíaca protética, lesão cardíaca com fluxo turbulento ou uso de droga injetável
- Febre ≥ 38,0°C

Fenômenos vasculares
- Embolismo arterial, infarto pulmonar, aneurisma micótico, hemorragia intracraniana ou conjuntival, ou lesões de Janeway

Fenômenos imunológicos
- Fator reumatoide positivo, glomerulonefrite, nódulo de Osler ou manchas de Roth

Evidências microbiológicas que não preencham um critério maior

Adaptado de Li JS *et al. Clin Infect Dis* 2000;30:633.

Pode-se descartar hipótese de EI se um diagnóstico alternativo pode ser estabelecido, sintomas desaparecem com menos de 4 dias de antibioticoterapia ou resultado negativo em exames histopatológicos e microbiológicos após cirurgia cardíaca ou necrópsia.

COMPLICAÇÕES

Idade avançada, comorbidade grave, retardo do diagnóstico, envolvimento de valvas artificiais, um patógeno invasivo (como *S. aureus*) ou resistente aos antibióticos, complicações intracardíacas e neurológicas e associação com os cuidados da saúde são condições que afetam adversamente o prognóstico.

A insuficiência cardíaca congestiva na EI, considerada moderada/grave e refratária, é causada pelo aparecimento ou pela piora da função valvar. É a principal causa de óbito em pacientes com EI e a principal indicação para o tratamento cirúrgico da endocardite. Abcesso miocárdico, geralmente associada ao *S. aureus*, é sugerido por febre prolongada e por distúrbios de condução no eletrocardiograma. O ecocardiograma transesofágico com Doppler colorido é o teste de escolha para se detectarem os abscessos.

Se houver instabilidade hemodinâmica, deiscência de prótese valvar, formação de fístulas ou persistência da infecção após antibioticoterapia, a cirurgia é recomendada. Os distúrbios de condução podem evoluir, de modo abrupto, para bloqueio atrioventricular total, tornando necessária a implantação de marcapasso.

Abscessos esplênicos aparecem em 3 a 5% dos pacientes com EI. O tratamento envolve drenagem percutânea orientada por imagem ou esplenectomia. Os aneurismas micóticos aparecem em cerca de 2 a 15% dos casos. A maioria envolve as artérias cerebrais e apresenta clínica de cefaleia, sintomas neurológicos focais ou hemorragias. Devem ser monitorados por angiografia. Há, em alguns casos, resolução apenas com terapia antimicrobiana. Porém, em caso de persistência ou aumento do tamanho, a cirurgia é uma possibilidade. Os aneurismas extracerebrais apresentam-se com dor local, massa, isquemia local ou sangramento, são tratados por ressecção.

TRATAMENTO

O tratamento da EI pode ser clínico ou cirúrgico. O tratamento cirúrgico é reservado para os casos de EI complicadas, com indicações específicas, devendo ser analisada uma estratégia terapêutica para cada caso. O tratamento clínico é orientado pelo microrganismo isolado na hemocultura ou, nos casos em que se faz necessário, o tratamento empírico, pelo mecanismo provável da infecção, por exemplo, se o indivíduo é usuário ou não de droga intravenosa. De todo modo, em se tratando do uso de antibióticos, esses devem ser prescritos em doses altas, de modo que os níveis séricos sejam muito superiores à concentração inibitória mínima, e por um longo período.

Nesse contexto, também se deve atentar para o momento adequado de início do antibiótico, por exemplo, se o quadro clínico sugere uma endocardite subaguda o ideal é esperar o resultado das hemoculturas para tratar, já no caso de uma endocardite aguda, o tratamento deve ser iniciado o mais breve possível.

Na EI subaguda, o tratamento deve ser pensado para abranger os germes mais comuns nesse subgrupo, sendo recomendado o esquema com penicilina G cristalina IV 4 milhões 4/4 horas + gentamicina IV 1 mg/kg 8/8 h por 2 semanas, se os germes forem os *Streptococcus* do grupo viridans e o *S. bovis*, ou 4-6 semanas se os germes forem o *Enterococcus faecalis* ou *E. faecium*. Se houve a confirmação da etiologia da EI por alguma bactéria do grupo HACEK deve ser feito ceftriaxone IV 2 g 24/24 h por 4 semanas.

Em casos de pacientes com valva protética, trocada ≤ 1 ano, o esquema antibiótico deve ser direcionado para cobertura de MRSA, bactérias Gram-negativas entéricas e *Staphylococcus* coagulase-negativo, além de conter droga direcionada contra o biofilme presente na válvula, portanto, deve ser feito vancomicina IV 15 mg/kg 12/12 h + gentamicina IV 1 mg/kg 8/8 h + Rifampicina VO 300 mg 8/8 h por 6-8 semanas.

Por outro lado, em casos de EI aguda, o mecanismo da infecção deve ser levado em consideração, portanto, em indivíduos não usuários de drogas intravenosas, o tratamento deve ser feito pensando no *S. aureus* e em um possível microrganismo Gram-negativo entérico, sendo realizado oxacilina IV 2 g 4/4h + gentamicina IV 1 mg/kg 8/8 h. Já em usuários de drogas IV, como existe alta probabilidade de MRSA, deve ser realizado o esquema de vancomicina 15 mg/kg IV 12/12h + gentamicina IV 1 mg/kg 8/8 h. Independentemente do esquema utilizado, todos que foram tratados para EI devem realizar nova hemocultura 4-6 semanas após o término do tratamento para certificação de que houve cura.

BIBLIOGRAFIA

Barbosa MM. Endocardite infecciosa: perfil clínico em evolução. *Arq Bras Cardiol* São Paulo 2004 Set;83(3):189-190.

Li JS *et al*. Proposed modifications to the Duke criteria for the diagnosis of infective endocarditis. *Clin Infect Dis* 2000 Abr;30(4):633-638.

Longo DL *et al*. Medicina interna de Harrison. 18. ed. Porto Alegre: AMGH, 2013.

Pereira CAZ *et al*. Achados clínico-laboratoriais de uma série de casos com endocardite infecciosa. *J Pediatr* Porto Alegre 2003 Out;79(5):423-428.

Salgado ÂA, Lamas CC, Bóia MN. Endocardite infecciosa: o que mudou na última década? *Rev Hosp Univers Pedro Ernesto* 2013;12(Supl. 1):100-1099.

MIOCARDIOPATIAS

Priscila Tavares Vitoriano
Mário César Soares Xavier Filho

INTRODUÇÃO
As miocardiopatias ou cardiomiopatias são definidas, como o próprio nome sugere, como doenças do músculo cardíaco, que podem apresentar-se de formas heterogêneas, com associação à disfunção mecânica e/ou elétrica do miocárdio. Podem tratar-se de doenças que acometem primariamente o coração ou de doenças sistêmicas que tenham repercussões adversas sobre ele. Na maioria dos casos, sua etiologia tem associação genética, sendo as familiares herdadas por padrão autossômico dominante. Tradicionalmente, são divididas em dilatada, hipertrófica e restritiva e, apesar de existirem outras classificações e tipos de miocardiopatias, este capítulo terá enfoque nas duas primeiras, por sua maior prevalência na prática clínica.

QUADRO CLÍNICO
Os principais tipos de cardiomiopatia (dilatada, hipertrófica e restritiva) têm em comum o quadro clínico, caracterizado principalmente por intolerância ao esforço físico, que, não raro, é, no início, atribuída a causas pulmonares, pois se manifesta como falta de ar ou fadiga. Com a progressão da doença, há a instalação de insuficiência cardíaca congestiva e suas manifestações clássicas: dispneia em repouso, retenção hídrica e edema periférico. Os três tipos podem, ainda, estar associados a dor torácica típica ou atípica, regurgitação valvar atrioventricular, taquiarritmias e eventos tromboembólicos.

MIOCARDIOPATIA DILATADA
Caracteriza-se por ser uma dilatação ventricular esquerda com disfunção sistólica (de acordo com a medição da fração de ejeção do ventrículo esquerdo), sem que seja causada por doença arterial coronariana, hipertensão ou doença valvar. Está associada, em cerca de 30% dos casos, a hereditariedade. Os sintomas têm início por volta da quarta década de vida, com mortalidade média em cinco anos de 30 a 50%, sendo a terceira causa de insuficiência cardíaca e a mais frequente causa de transplante cardíaco.

Etiologia e Fisiopatologia
Geralmente, causada por uma lesão primária por agentes tóxicos, metabólicos ou infecciosos. Quando não se consegue identificar alguma causa, é chamada de idiopática (50% dos casos).

A lesão inicial causa a morte de alguns miócitos ou sua apoptose após certo tempo, fazendo que haja hipertrofia dos miócitos restantes para compensar o aumento da carga sobre eles e, mesmo após o término da lesão primária, essa hipertrofia continua a causar efeitos deletérios sobre os miócitos. Há, então, remodelamento dinâmico da estrutura cardíaca, levando à dilatação ventricular, que pode causar insuficiência mitral (há afastamento das válvulas), que só se torna importante na vigência de insuficiência cardíaca grave.

Miocardite Infecciosa
É uma das principais causas de miocardiopatia dilatada, sendo os agentes etiológicos mais comuns os vírus (majoritariamente o *Coxsackie virus*) e o *Tripanossoma cruzi* (causador da doença de Chagas).

No caso da miocardite viral, a doença vai se manifestar quando os vírus capazes de infectar células cardíacas se multiplicam levando a lesão e lise direta de miócitos, gerando necrose. Há, então, ativação das células de defesa. Em muitos casos, há imunidade cruzada entre os vírus e miócitos, fazendo que linfócitos T citotóxicos "ataquem" os miócitos, gerando disfunção progressiva do miocárdio. A fase em que há ação direta viral sobre os miócitos é chamada de aguda. A fase subaguda, na qual há ação das células do sistema imunológico, dura do 4º ao 14º dia após a inoculação viral, quando, então, tem-se o início da fase crônica, que se estende até o 90º dia e na qual há o remodelamento ventricular com consequente instalação da miocardiopatia dilatada.

No caso da doença de Chagas, causa mais comum de miocardiopatia, a fase aguda da doença pode manifestar-se com sintomas inespecíficos, miocardite aguda ou meningoencefalite, mas com parasitemia que, em geral, passa despercebida. O parasita causa tanto lesão neuronal quanto lise dos miócitos, também podendo haver, assim como na miocardite viral, ativação crônica do sistema imunológico. Sem tratamento, a doença evolui para a forma crônica de forma silenciosa e lenta, levando de 10 a 20 anos para haver o aparecimento dos sintomas. Tipicamente, há alterações no sistema de condução cardíaco, ocorrendo fibrilação atrial e taquiarritmias ventriculares.

Em geral, o quadro clínico se inicia com dispneia e fraqueza progressivas, mas a depender do grau de acometimento miocárdico, se focal ou difuso, a sintomatologia pode variar, podendo haver dor torácica típica ou atípica (há também alterações transitórias ao eletrocardiograma). A taquiarritmia sinusal é a arritmia mais frequentemente observada na miocardite infecciosa, podendo causar morte súbita.

Outras Miocardiopatias Dilatadas
- *Miocardite não infecciosa:* a principal é granulomatosa (sarcoidose e miocardite de células gigantes, menos comum). As lesões granulomatosas dificilmente são identificadas pela biópsia e o acometimento é mais predominante no ventrículo direito.
- *Miocardiopatia tóxica:* a toxina mais frequente é o álcool (e seu principal metabólito, acetaldeído). Antes da instalação da insuficiência cardíaca, pode instalar-se disfunção sistólica e diastólica leves, sendo comum a fibrilação atrial. Drogas ilícitas, como cocaína e anfetaminas, e quimioterápicos também podem causar miocardiopatia.
- *Miocardiopatia de Takotsubo:* ocorre, preferencialmente, em mulheres idosas que são submetidas a forte estresse. Pode-se apresentar como edema pulmonar, hipotensão e dor torácica.

Diagnóstico
O diagnóstico definitivo se dá a partir da demonstração da dilatação ventricular e da diminuição da função sistólica do ventrículo esquerdo, ou seja, fração de ejeção menor que 40 a 50%. Apesar disso, é muito importante levar em consideração a história familiar e a sintomatologia progressiva de insuficiência cardíaca e pesquisar sobre sintomas como síncope e pré-síncope, causadas pelas arritmias, que são risco para morte súbita.

A eletrocardiografia é de grande importância, podendo apontar ondas Q patológicas, sugerindo infarto antigo, sobrecarga ventricular, as arritmias e outras alterações inespecíficas.

A ecocardiografia é o meio utilizado para quantificar a fração de ejeção ventricular esquerda, além de realizar a medição da espessura de sua parede, que está normal, apesar da massa ventricular estar aumentada. Pode haver hipocinesia difusa ou alterações na contratilidade segmentar.

Tratamento
O tratamento não farmacológico baseia-se na restrição salina, enquanto o tratamento farmacológico tem como base o uso de IECA e de BRA, semelhante ao que acontece no tratamento da insuficiência cardíaca. Em casos de sintomas congestivos, deve-se acrescentar o uso de diuréticos.

Em pacientes selecionados, não responsivos ao tratamento farmacológico e com QRS alargado, pode-se optar pela ressincronização cardíaca.

MIOCARDIOPATIA HIPERTRÓFICA
A miocardiopatia hipertrófica é a mais frequentemente associada a causas genéticas, sendo uma doença primária do coração que, como o nome sugere, leva a uma hipertrofia importante do ventrículo esquerdo, sem que haja outra doença, seja cardíaca (doença arterial coronariana, por exemplo) ou sistêmica (hipertensão arterial sistêmica, por exemplo) que a justifique. Pode haver hipertrofia assimétrica, com predomínio da parede septal ou da parede livre. É bem comum em atletas de alto desempenho.

Etiologia e Fisiopatologia
Em cerca de 60% dos casos, é adquirida por meio da transmissão genética autossômica dominante, já sendo conhecidas centenas de mutações gênicas associadas a miocardiopatia hipertrófica. Já em 30% dos casos, a sua etiologia é desconhecida.

Em geral, a primeira alteração que aparece é a disfunção sistólica, que pode ocorrer em diferentes graus, a depender da fibrose miocárdica, integridade elétrica do coração e alteração da geometria ventricular.

Com a hipertrofia da parte basal do septo há estreitamento da via de saída do ventrículo esquerdo e consequente aumento da velocidade de saída do sangue durante a sístole ventricular, o que traciona o folheto anterior da valva mitral em direção ao septo, causando uma obstrução dessa via de saída.

A hipertrofia leva a um aumento na demanda de oxigênio, que não é acompanhada pelo aumento da oferta, além de causar compressão de vasos, o que, em conjunto, resulta em isquemia miocárdica.

Como complicação mais comum, tem-se a fibrilação atrial, causada pelo aumento da pressão atrial por causa da disfunção diastólica ventricular.

Quadro 11-1. Resumo dos Achados Físicos na Cardiomiopatia Hipertrófica

Principais achados no exame físico de pacientes com miocardiopatia hipertrófica
Ictus aumentado e desviado para a esquerda
Sopro sistólico no rebordo esternal esquerdo
Pulso carotídeo bífido

Diagnóstico

É mais comum em pacientes que estão entre a terceira e a quinta décadas de vida, apesar de poder se manifestar em qualquer idade, incluindo a infância e a velhice. O sintoma mais comum é a dispneia aos esforços, podendo haver, também, dor torácica típica ou atípica (em virtude da isquemia miocárdica) e palpitações (como expressão de arritmias), contudo, é possível haver pacientes assintomáticos que só serão diagnosticados a partir de investigação familiar.

Em relação ao exame físico, quando esse apresenta alguma alteração, observa-se aumento do tamanho e da amplitude do ictus e seu desvio para a esquerda, presença de sopro sistólico áspero em crescendo-decrescendo audível na borda esternal esquerda em decorrência do fluxo de ejeção turbulento no ventrículo esquerdo, o pulso carotídeo pode ter aspecto bífido (Quadro 11-1).

Eletrocardiografia

Segundo a AHA/ACC, constitui Classe I de recomendação para diagnóstico de cardiomiopatia hipertrófica, apesar de pouco específica. O principal achado é a sobrecarga ventricular esquerda, podendo haver ondas Q septais, alterações do segmento ST e ondas T invertidas.

Ecocardiografia

É o principal método diagnóstico, demonstrando e quantificando o aumento da espessura do ventrículo, mostrando a presença ou não de alterações na valva mitral e aórtica, se há ou não obstrução ao fluxo e medindo a fração e a velocidade de ejeção ventricular esquerda.

Outros Exames

- *Teste genético:* permite a identificação de genes mutados antes da manifestação da hipertrofia, sendo geralmente realizado em pesquisas familiares.
- *Ressonância magnética:* tem valor diagnóstico semelhante ao da ecocardiografia e custo bem mais elevado.
- *Teste ergométrico:* pode ser realizado para estratificação de risco para eventos coronarianos e risco de morte súbita.

Tratamento

Deve ser voltado ao controle dos sintomas e a prevenção da morte súbita. Nesse sentido, opta-se pelos bloqueadores beta-adrenérgicos (primeira escolha) e pelo verapamil (segunda escolha) para reduzir a frequência cardíaca e a contratilidade do ventrículo, visando diminuir a dispneia e a dor torácica. A digoxina é contraindicada nos pacientes com obstrução da saída do ventrículo esquerdo.

Em casos selecionados, como os pacientes com classe funcional III ou IV (NYHA) e terapia medicamentosa otimizada, mas que ainda assim mantêm gradiente sistólico de ejeção elevado, pode-se optar pela cardiomiectomia septal.

Nos pacientes com fibrilação atrial persistente, deve-se introduzir terapia anticoagulante oral com varfarina ou com novos anticoagulantes.

A implantação de um cardiodesfibrilador é importante nas prevenções primária e secundária de fibrilação ventricular, mecanismo mais correlacionado com a morte súbita. No caso da prevenção primária, é recomendado em pacientes com história familiar de morte súbita, síncopes repentinas, taquicardia ventricular não sustentada e septo com espessura maior que 30 mm.

BIBLIOGRAFIA

Antunes MO. Cardiomiopatia Hipertrófica. In: Magalhães CC et al. *Tratado de Cardiologia SOCESP*. São Paulo: Manole; 2015. p. 681-697.

Pereira-Barretto AC. Cardiopatias Dilatada, Periparto e Alcoólica. In: Magalhães CC. *Tratado de Cardiologia SOCESP*. São Paulo: Manole; 2015. p. 668-680.

Vieira HLM, Furtado FN. Cardiomiopatias. In: Moraes PIM. *Manual de Cardiologia*. São Paulo: Guanabara Koogan; 2015.

TAQUIARRITMIAS

Júlia Gabriela de Souza Bastos e Santos
Nathalia Cristina Machado Immisch
Gabriel Pelegrineti Targueta

INTRODUÇÃO

Taquiarritmias são alterações do ritmo cardíaco caracterizadas por uma frequência maior que 100 batimentos por minuto. São decorrentes de diversas patologias e podem ser acompanhadas de clínica comumente representada por palpitações e desconforto torácico ou outras manifestações de afecção cardiovascular (síncope, hipotensão).

Há uma caracterização de acordo com a conformação do complexo QRS: nas taquiarritmias, ele pode apresentar-se estreito (com menos de 120 milissegundos de duração), o que fala a favor de uma ativação rápida de nó sinusal ou atrioventricular, dos átrios ou do feixe de His. Ou, ainda, se apresentar alargado (com mais de 120 milissegundos de duração), que seria uma manifestação de ativação ventricular lenta, que pode acontecer quando a condução elétrica é feita por um feixe acessório, fora do eixo principal His-Purkinje.

ETIOLOGIA

Automatismo anormal: quando, em distúrbios de nó sinusal, células que normalmente só fariam parte do sistema de condução do coração como vias comuns, começam a ter certo controle sobre o ritmo cardíaco. Um exemplo disso se dá quando há aumento na velocidade de despolarização dessas células por estímulo simpático, gerando taquicardia sinusal. A esse grupo de células se dá o nome de foco ectópico.

Reentrada: pós-impulso elétrico e despolarização, há o período refratário em que as fibras cardíacas não podem ser excitadas e só serão ativadas novamente pelo próximo estímulo sinusal. No fenômeno da reentrada, há um grupo de fibras não excitadas que servem como uma ponte que reestimula áreas recém-descarregadas antes que o estímulo "vigente" termine, formando um circuito de excitação que leva a taquicardia. Uma forma de exemplificar a reentrada é considerando um coração com áreas fibróticas: essas áreas servirão como feixes de condução lenta (por conta da falha na homogeneidade da condução), tendo os mesmos início e fim de uma fibra que tenha condução rápida. Assim, enquanto o estímulo percorre a fibra lenta, a rápida se torna novamente excitável e conduz um novo estímulo, que alcança também a via lenta, criando a reentrada (Fig. 12-1).

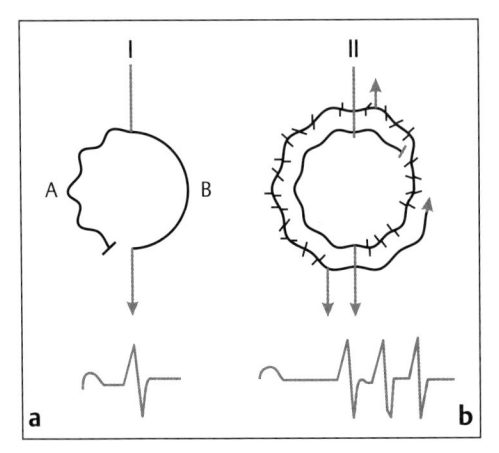

Fig. 12-1. I: Impulso normal segue pelas duas vias, A (lenta) e B (rápida) e gera ritmo sinusal. II: Condução lenta em A e extrassístole se propagando pela via B, que já havia se tornado excitável novamente. O estímulo reentra pela via A e continua o círculo. Há envio de impulso para cada ciclo do ventrículo e retrogradamente para o átrio, gerando taquicardia.

TIPOS
Taquicardia Supraventricular Paroxística

As taquicardias supraventriculares são fenômenos de alteração do ritmo cardíaco com aumento de frequência de ativação dos ventrículos. A taquicardia supraventricular paroxística (TSVP), mais especificamente, é um tipo de taquiarritmia sustentada que tem início e término abruptos com resposta regular dos ventrículos (Fig. 12-2).

Pode acontecer em corações sem morbidades e é motivada geralmente pelo fenômeno de reentrada. A prevalência é semelhante entre homens e mulheres e tende a aumentar com a idade. A clínica gira em torno de palpitações, **dispneia, desconforto no peito, tontura** e **síncope** (mais rara). O exame físico pode evidenciar pulso rápido.

Ao exame eletrocardiográfico, a TSVP se apresenta com frequência entre 150 e 250 batimentos por minuto, com complexo QRS estreito e é possível observar ondas P retrógradas nas derivações II, III e V1 (pseudo R') ou ainda escondidas no complexo QRS (Figs. 12-3 e 12-4).

A conduta em caso de TSVP requer avaliação do estado hemodinâmico do paciente e do ECG para que seja tomada uma conduta rápida. Podem ser realizadas:

- *Massagem de carótidas:* a pressão feita sobre as carótidas estimula aos barorreceptores do seio carotídeo, resultando em desaceleração do ritmo cardíaco por diminuição da atividade do nó sinoatrial, e a ação vagal fica aumentada em detrimento da diminuição simpática.
- *Manobra de Valsalva:* também causa desaceleração temporária do ritmo cardíaco, mas por estímulo aos barorreceptores aórticos (aqui também a ação vagal se sobrepõe à simpática).

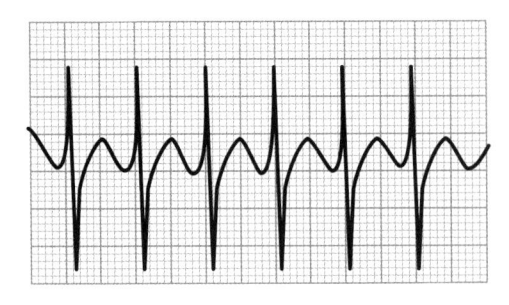

Fig. 12-2. TSVP, ativação simultânea de átrios e ventrículos com ondas P escondidas nos complexos QRS.

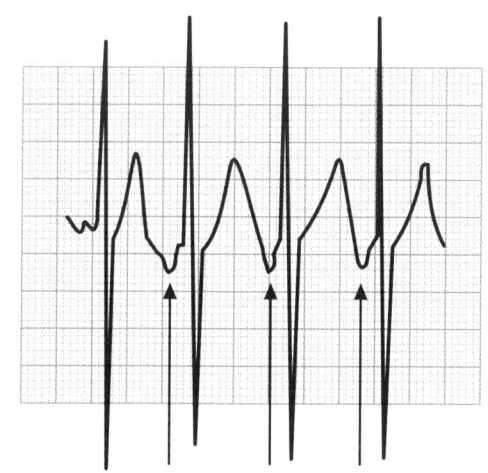

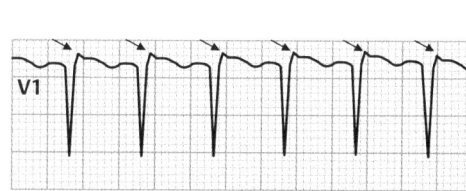

Fig. 12-3. TSVP com ondas P retrógradas.

Fig. 12-4. TSVP com configuração pseudo-R em V1 com ondas P retrógradas.

- *Administração de adenosina intravenosa:* por ativação de canais de potássio e redução indireta do fluxo de cálcio, causa diminuição da frequência sinusal e aumento no atraso da condução do nó atrioventricular.

Taquicardias Atriais
Taquicardia Atrial Multifocal
Taquiarritmia de ritmo irregular que resulta de estímulos de diferentes focos ectópicos atriais. Tem geralmente frequência de 100 a 200 batimentos por minuto. É pouco comum e observada em pacientes com comprometimento pulmonar severo, como na DPOC. A hipocalemia causada por diuréticos pode predispor a essa condição também.

Ao ECG observam-se ondas P que variam de forma (no mínimo 3 formas diferentes) facilmente identificáveis antes dos complexos QRS (diagnóstico diferencial com fibrilação atrial). Os intervalos entre as ondas P e os intervalos QRS também variam (Fig. 12-5).

Para a conduta, há indicação de reposição eletrolítica para o paciente com hipocalemia e hipomagnesemia. A terapia medicamentosa só é realizada quando o ritmo ventricular for sustentado e gerar complicações como nova isquemia ou agravamento de isquemia miocárdica existente ou cause más perfusão e oxigenação periférica. Pode-se fazer uso de betabloqueadores para controle de frequência cardíaca, com cuidado redobrado naqueles que apresentarem insuficiência cardíaca. A massagem carotídea não tem efeito sobre esse fenômeno.

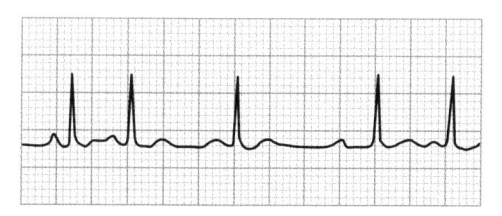

Fig. 12-5. Taquicardia atrial multifocal com variações de ondas P.

Taquicardia Atrial Paroxística

Taquiarritmia de ritmo regular que se apresenta com frequência de 100 a 200 batimentos por minuto cujo mecanismo de origem pode ser tanto automatismo anormal quanto a reentrada, ambos confinados aos átrios. Pode ocorrer na ausência de doença cardíaca, por intoxicação digitálica ou em decorrência de evento agudo como infecção ou infarto.

Ao ECG, nem sempre as ondas P são visíveis. Quando é possível identificá-las, há distância variável entre elas e os complexos QRS (Fig. 12-6).

Nesse caso, a conduta é baseada em tratamento agudo com betabloqueador oral ou intravenoso para retardar a resposta ventricular ou de fato acabar com a arritmia. Em casos de hipotensão limítrofe, se usa amiodarona.

Taquicardias Ventriculares

Dentro das arritmias ventriculares, é possível observar, como processo mais comum, as contrações ventriculares prematuras (CVPs), que aparecem ao ECG como um complexo QRS largo. Podem ser observadas aleatoriamente assim como se alternar com o ritmo normal, compondo um padrão regular. Isoladas, elas acontecem em corações saudáveis e não necessitam de tratamento, mas durante um infarto podem motivar uma fibrilação.

Dito isso, define-se taquicardia ventricular como uma sequência de três ou mais CVPs com frequência entre 120 e 200 batimentos por minuto. Ela pode ser não sustentada, quando termina sem intervenção em menos de 30 segundos, ou sustentada, quando dura mais que 30 segundos, configurando uma emergência que pode comprometer o estado hemodinâmico do paciente e requerer tratamento medicamentoso agudo.

Outra forma de caracterizar as taquicardias ventriculares é em relação a sua morfologia: elas podem ser monomórficas ou polimórficas. Quando monomórficas, a morfologia dos complexos QRS não varia e é uniforme (Fig. 12-7). Quando não há uniformidade e a morfologia do complexo QRS varia aleatoriamente, observa-se taquicardia polimórfica (pleomórfica, multiforme) (Fig. 12-8).

Quando acontece um padrão ou variação repetitiva de complexos QRS largos que giram em torno da linha de base, com alteração de eixo e amplitude, tem-se a taquicardia do tipo *Torsades de Pointes*. É necessário saber diferenciá-la da TV porque não se usa amiodarona no tratamento de episódios de Torsades (Fig. 12-9).

Clinicamente, é necessário atentar para a taquicardia monomórfica ventricular sustentada como uma condição grave que deve ser tratada com rapidez para evitar uma possível fibrilação ventricular. Ela acontece, principalmente, em pacientes portadores de doença coronariana e cardiomiopatia hipertrófica, mas acomete outros grupos, como portadores de doença de chagas, sarcoidose e cardiopatias congênitas.

A apresentação da TV em sintomas é variável, portanto é imprescindível atentar para a história de doença cardíaca subjacente mesmo que sua ausência não exclua a possi-

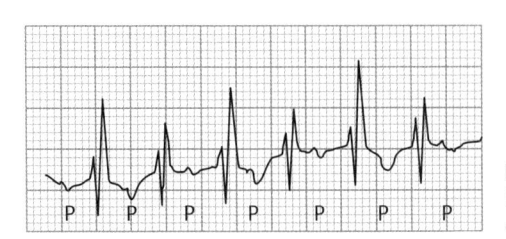

Fig. 12-6. Taquicardia atrial paroxística com ondas P visíveis e distância variável entre ondas P e complexos QRS.

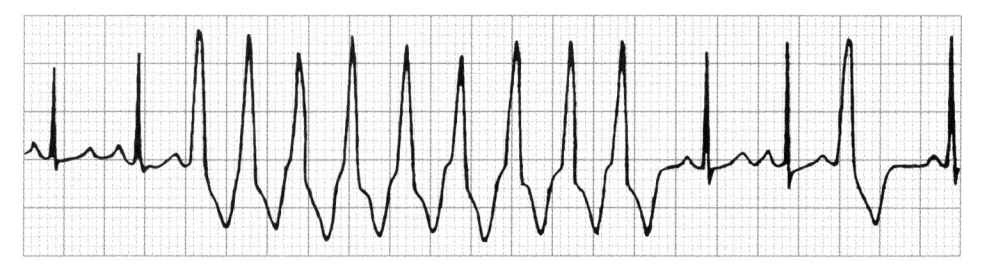

Fig. 12-7. Taquicardia ventricular monomórfica não sustentada.

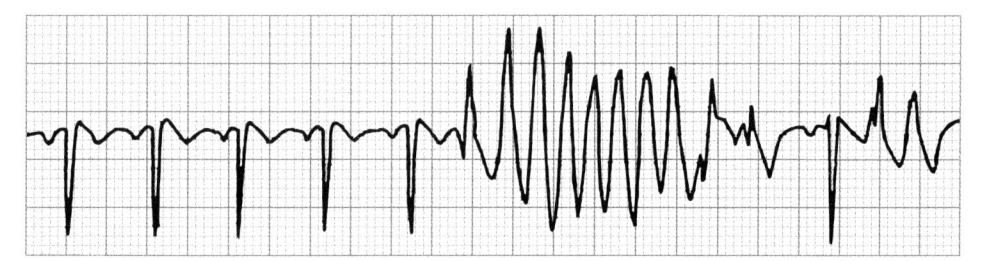

Fig. 12-8. Taquicardia ventricular polimórfica não sustentada.

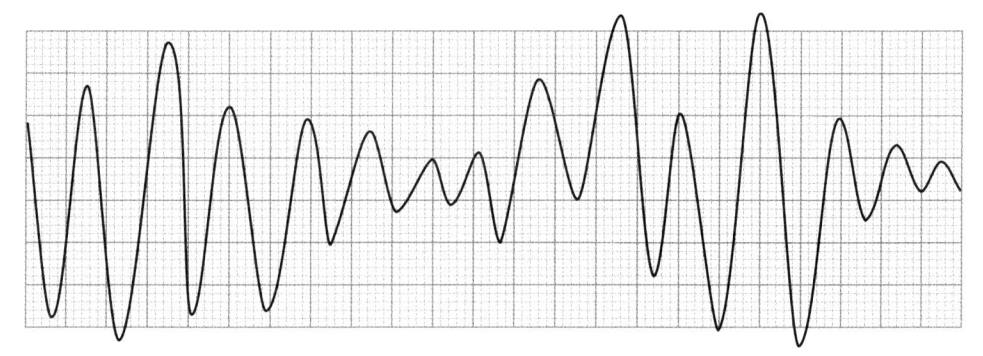

Fig. 12-9. Torsades de Pointes.

bilidade de ocorrência de TV. Pode haver palpitação (relato mais comum dos pacientes, estando ou não associada a outros sintomas) dor no peito, síncope ou lipotímia (a depender do comprometimento hemodinâmico), falta de ar e mal-estar geral. Não há grandes achados no exame físico.

Falando em TV polimórfica, observa-se frequentemente em pacientes portadores de doença coronariana (isquemia aguda, infarto) e cardiomiopatia hipertrófica ou congestiva. Pós-infarto do miocárdio, há risco aumentando para a ocorrência de TV e, se ela acontece, é sinal de mau prognóstico.

A indicação de conduta em casos de TV sustentada gira em torno de cardioversão externa sincronizada. Se o paciente tem um desfibrilador implantado, é possível tentar provocar antitaquicardia antes da cardioversão. Se a TV é recorrente, recomenda-se droga antiarrítmica como amiodarona, lidocaína ou procainamida. Se não há doença de base, é possível usar betabloqueadores ou bloqueadores de canais de cálcio para interromper a TV.

Diagnóstico Diferencial

Tratando-se de taquicardia ventricular, um dos diagnósticos diferenciais mais importantes a ser feito é com a taquicardia supraventricular com condução aberrante e, para isso, são utilizados os critérios de Brugada, colocados em algoritmo com altas taxas de sensibilidade e especificidade (Fig. 12-10).

Pré-Excitação Ventricular

A pré-excitação ventricular é um fenômeno que ocorre secundariamente à existência de uma via acessória de condução ao nó atrioventricular normal. Essa via acessória/anômala de condução pode ser evidenciada anatomicamente no coração e pode ser de três tipos:

- *Feixe de Kent:* via de conexão que liga átrios e ventrículos em algum ponto do anel atrioventricular. É o tipo mais comum de feixe de condução anômala.
- *Trato de James:* via acessória que conecta o átrio ao feixe de His ou ao nó atrioventricular.
- *Trato de Mahain:* é composto por vários tipos de vias acessórias.

Quando se associa o achado da taquicardia por pré-excitação ventricular durante o ritmo sinusal e a presença do feixe de Kent, observa-se a chamada Síndrome de Wolf-Parkinson-White. O padrão eletrocardiográfico da síndrome decorre da despolarização parcial ou total dos ventrículos em um momento anterior ao que se esperava (caso a condução fosse normal e apenas conduzida pelo NAV) e se manifesta com fusão das conduções das duas vias, a acessória e a normal (Fig. 12-11).

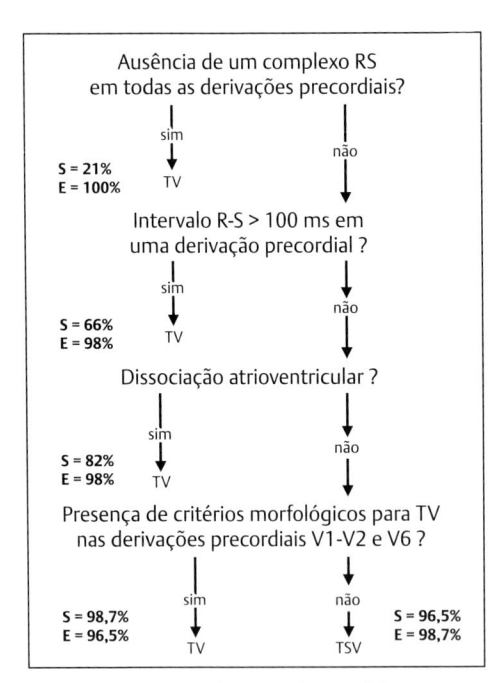

Fig. 12-10. Critérios de Brugada para diferenciar TV de TSV.

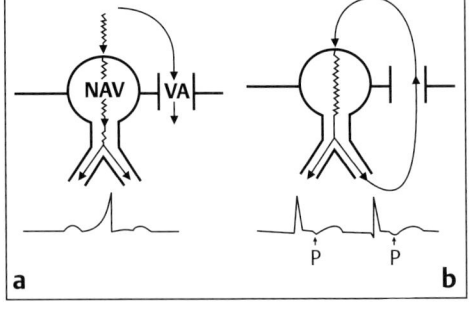

Fig. 12-11. (a) Pré-excitação por via acessória durante ritmo sinusal com intervalo PR curto e onda delta por pré-excitação ventricular anterogradamente.
(b) Taquicardia por reentrada atrioventricular em que o estímulo penetra pelo NAV da base ventricular e retorna ao átrio por via acessória.

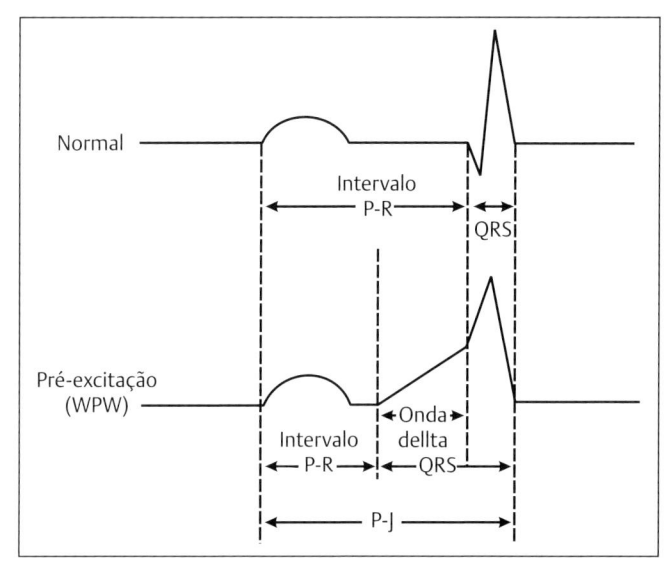

Fig. 12-12. Comparação entre ECG normal e ECG de síndrome de Wolff-Parkinson-White com alongamento inicial do intervalo QRS por onda delta.

Fisiopatologicamente, isso se explica porque a pré-excitação se espalha pelo ventrículo a partir do ponto de inserção da fibra acessória, e o processo de despolarização das fibras por esta via é mais lento do que o que acontece normalmente pela via principal (nó atrioventricular – sistema His-Purkinje). Assim, haverá excitação precoce ventricular e despolarização lenta. Isso gera fusão entre a ativação normal e a ativação precoce (Fig. 12-12).

Observa-se, então, um intervalo PR curto (menor que 120 milissegundos), intervalo QRS normal ou alargado com a porção inicial em forma de *onda delta* (porção inicial da subida "espessada"), que decorre da condução lenta e porção final normal.

Clinicamente, a prevalência é baixa e o padrão eletrocardiográfico pode desaparecer com os anos. Em cerca de 80% dos pacientes com a síndrome, observa-se, também, taquicardia por reentrada atrioventricular, 15-30% têm fibrilação atrial e 5% têm *flutter* atrial.

BIBLIOGRAFIA

Lantieri LC, Bertoletti JC. Interpretação eletrocardiográfica adulta e pediátrica. Artmed; 02/03/2006.

Narrow QRS complex tachycardias: Clinical manifestations, diagnosis, and evaluation. Disponível em: <https://www.uptodate.com/contents/narrow-qrs-complex-tachycardias-clinical-manifestations-diagnosis-and-evaluation?csi=2ba1f04d-d87c-48f7-b32d-53c25a7338e9&source=contentShare>. Acesso em: 09 de outubro de 2018.

Overview of the acute management of tachyarrhythmias. Disponível em: <https://www.uptodate.com/contents/overview-of-the-acute-management-of-tachyarrhythmias?csi=5423afcb-a6fa-4ab3-b33a-d43a8b292937&source=contentShare>. Acesso em: 09 de outubro de 2018.

Sustained monomorphic ventricular tachycardia: Clinical manifestations, diagnosis, and evaluation. Disponível em: <https://www.uptodate.com/contents/sustained-monomorphic-ventricular-tachycardia-clinical-manifestations-diagnosis-and-evaluation?csi=120e134d-4468-4459-a736-0377f641d915&source=contentShare>. Acesso em: 09 de outubro de 2018.

Thaler MS. ECG ESSENCIAL: Eletrocardiograma na prática diária. 7. ed. Editora Grupo A; 2013.

Visão geral das arritmias. Disponível em: < https://www.msdmanuals.com/pt-pt/profissional/dist%C3%BArbios-cardiovasculares/arritmias-e-doen%C3%A7as-de-condu%C3%A7%C3%A3o/vis%C3%A3o-geral-das-arritmias >. Acesso em: 12 de novembro de 2018.

Wide QRS complex tachycardias: Approach to the diagnosis. Disponível em: <https://www.uptodate.com/contents/wide-qrs-complex-tachycardias-approach-to-management?csi=58306bd3-9e37-43ae-97dc-8d387604d0fa&source=contentShare#H2877426411>. Acesso em: 09 de outubro de 2018.

FIBRILAÇÃO ATRIAL

Mirely Gomes Gadelha de Oliveira
Erika Miranda Vasconcelos

INTRODUÇÃO

A fibrilação atrial (FA) é a arritmia cardíaca sustentada mais frequente, com prevalência de 1% na população geral. Sua prevalência aumenta com a idade, excedendo 8% nos idosos acima de 80 anos. Ainda, acomete mais o sexo masculino (na proporção de 1,2:1), apesar de as mortes e os fenômenos tromboembólicos ocorrerem mais no sexo feminino. O envelhecimento populacional e a maior habilidade de tratar doenças crônicas cardiovasculares – o que contribui para um maior número de indivíduos suscetíveis à FA – tornam o tratamento cada vez mais desafiador.

Essa arritmia desencadeia, no indivíduo afetado, prejuízo hemodinâmico e eventos tromboembólicos, com repercussão individual, familiar e econômica. Dessa forma, apesar de possuir um registro eletrocardiográfico característico que torna seu diagnóstico fácil, a FA possui peculiaridades que influenciam na tomada de decisão.

FATORES PREDISPONENTES

Os principais fatores de risco para FA são hipertensão arterial sistêmica (principal fator de risco), diabetes, insuficiência cardíaca, doença arterial coronariana e valvopatias. Ainda, embolia pulmonar, tireotoxicose e pericardite são considerados eventos agudos precipitantes, assim como a apneia obstrutiva do sono é uma importante causa dos episódios noturnos de FA.

CLASSIFICAÇÃO

A FA pode ser classificada quanto à forma de apresentação, ao tempo de início e à duração.

Forma de Apresentação
- *Paroxística:* ocorrência de episódio de FA que termina espontaneamente ou por intervenção médica, durando até 7 dias.
- *Persistente:* ocorrência de episódio de FA com duração superior a 7 dias.
- *Permanente:* ocorrência de episódio de FA em que a cardioversão falhou, ou não foi realizada por condições clínicas do paciente. É a forma mais frequente.

Tempo de Início
- *Menos de 48 horas:* o risco de tromboembolismo relacionado à cardioversão é baixo.
- *Mais de 48 horas ou desconhecido:* o risco de eventos embólicos relacionados à cardioversão é alto.

Duração
- *Aguda:* decorrente de fatores clínicos reversíveis, como pericardite e hipotireoidismo.
- *Crônica:* acompanha o paciente por toda a vida, em qualquer uma das formas de apresentação (paroxística, persistente ou permanente).

DIAGNÓSTICO
Manifestações Clínicas
A presença de sintomas é variável, sendo os casos assintomáticos comuns na prática clínica. A FA sintomática se caracteriza por palpitações, dor torácica, dispneia e tontura. A síncope, geralmente, é uma consequência hemodinâmica da bradicardia súbita após a cardioversão. A doença já pode manifestar-se inicialmente por fenômenos tromboembólicos.

Na história clínica, é importante detalhar a forma de apresentação da arritmia, investigar as prováveis etiologias e pesquisar a existência de fatores cardíacos ou extracardíacos que possam estar relacionados.

O exame físico, por sua vez, deve enfatizar a palpação dos pulsos periféricos, em que o pulso irregular pode ser percebido; e a ausculta cardíaca, em que se pode identificar ligeira variação na intensidade da primeira bulha cardíaca ou sopros cardíacos.

Exames Complementares
Devem ser solicitados exames laboratoriais de função tireoidiana, renal e hepática; eletrocardiografia, radiografia de tórax e ecocardiografia transtorácica.

Características da ECG
A FA é uma arritmia que se caracteriza por atividade elétrica atrial completamente desorganizada, consequentemente sem contração atrial efetiva. Decorre de um distúrbio na transmissão do impulso elétrico, com criação de múltiplos focos de atividade elétrica anormal.

Trata-se de uma taquiarritmia de ritmo irregular com frequência cardíaca que varia entre 100 e 160 batimentos por minuto (bpm). Dessa forma, os intervalos R-R são irregularmente irregulares, e não é possível visualizar onda P verdadeira, apenas uma linha de base achatada ou discretamente ondulada, com ondulações irregulares, de amplitude e morfologia variadas (Fig. 13-1).

COMPLICAÇÕES
A principal complicação da FA é o embolismo sistêmico. Os êmbolos geralmente se originam do átrio esquerdo ou da aurícula esquerda, como resultado de uma estase circulatória pela ineficácia da contração atrial. A FA está comumente relacionada com o embolismo cerebral, de forma que o risco de acidente vascular encefálico (AVE) – isquêmico ou hemorrágico – é 5 a 7 vezes maior em pacientes com FA, sendo a manifestação mais frequente da complicação embólica.

Acidente Vascular Encefálico (AVE)
Em pacientes com FA de origem não valvar (sem estenose mitral reumática, válvula mecânica ou biológica, plastia mitral prévia), história de AVE ou ataque isquêmico transitório prévio, diabetes, hipertensão, idade avançada, insuficiência cardíaca congestiva e doença arterial coronariana são fatores de risco para AVE.

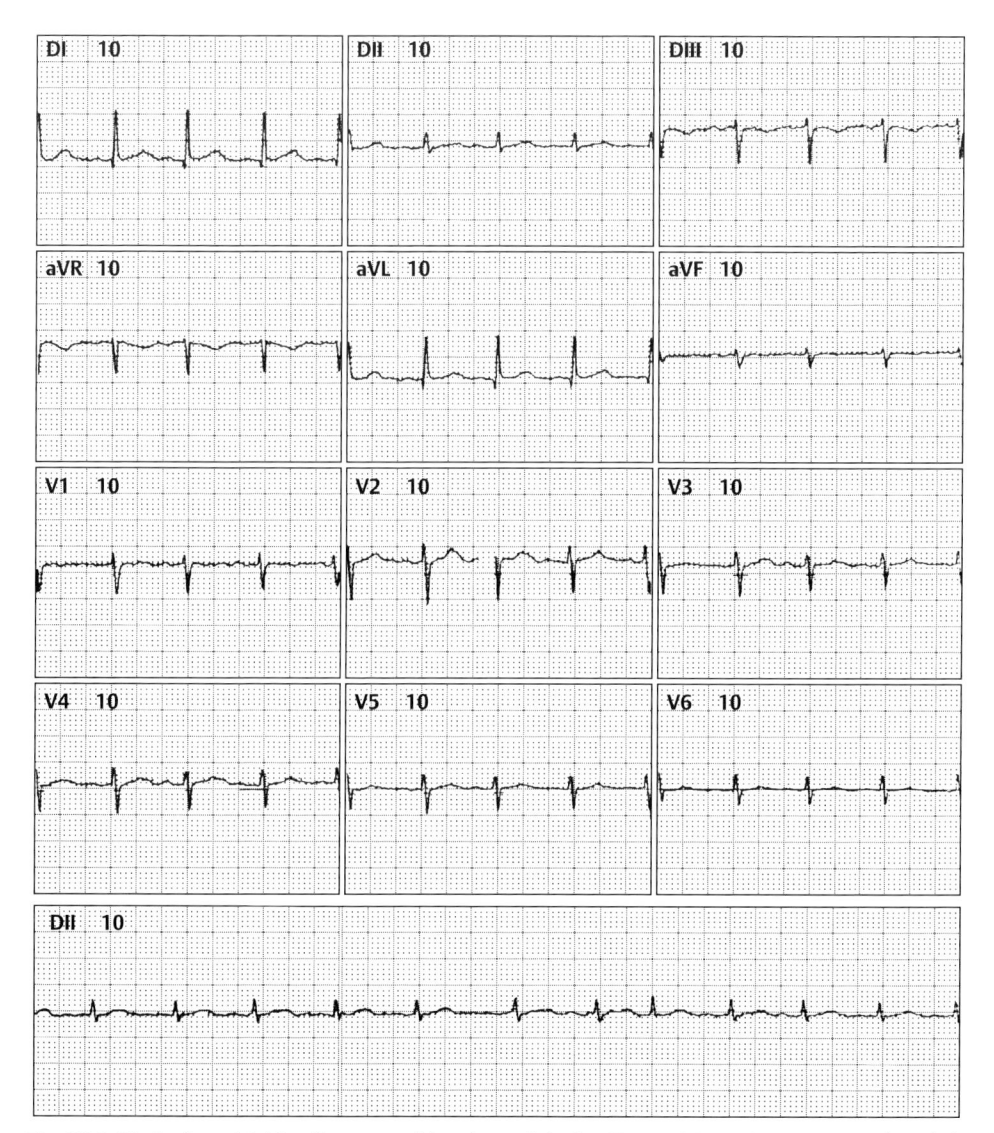

Fig. 13-1. Fibrilação atrial. (Gentilmente cedida pela cardiologista Teresa Cristina Gomes Pereira de Melo.)

TERAPIA ANTITROMBÓTICA

Em decorrência do risco de complicações, a terapia antitrombótica é a principal medida na abordagem da fibrilação atrial. A indicação de anticoagulante se relaciona com o risco do paciente de desenvolver fenômenos tromboembólicos. A avaliação desse risco é feita com o escore CHA_2DS_2VASc (Quadro 13-1). A anticoagulação só não está indicada quando o escore é ≤ 1, isso significa que, na prática, a maioria dos pacientes deve realizar a terapia.

Pacientes com fibrilação atrial não valvar com indicação de terapia antitrombótica podem utilizar a varfarina ou os novos anticoagulantes orais. Novos anticoagulantes orais

Quadro 13-1. Escore CHA_2DS_2-VASc para a Avaliação do Risco de Eventos Tromboembólicos

CHA_2DS_2-VASc	Pontuação
Insuficiência cardíaca congestiva	1
Hipertensão	1
Idade ≥ 75 anos	2
Diabetes melito	1
AVE/AIT	2
Doença vascular	1
Idade entre 65 e 74 anos	1
Sexo feminino	1

têm sido usados na prática clínica, como os inibidores do fator Xa (rivaroxabana, apixabana, edoxabana) e o inibidor do fator IIa (dabigatrana). É importante lembrar que a varfarina é escolha no tratamento de FA associada à doença valvar ou à presença de prótese valvar, tendo o INR entre 2 e 3 como meta.

É importante avaliar o risco de sangramento na terapia com anticoagulante para atentar para a necessidade de cuidados especiais, o que pode ser feito com o uso do escore HAS-BLED (Quadro 13-2). Nesse escore, uma pontuação acima de 3 aponta um maior risco de hemorragia, porém não contraindica o uso de anticoagulante, apenas aponta para a necessidade de cuidados especiais para garantir a segurança do tratamento. Nos casos em que há contraindicação ao uso de anticoagulante, pode-se usar a associação de clopidogrel com AAS.

Outra indicação de anticoagulação é a FA que dura mais de 48 horas em paciente que não é de baixo risco e irá fazer cardioversão eletiva. Nesse caso, deve-se usar varfarina por 3 semanas antes da cardioversão e manter por pelo menos 4 semanas após o procedimento. Uma alternativa é realizar o ecocardiograma transesofágico para excluir a presença de trombos antes da cardioversão.

Quadro 13-2. Escore HAS-BLED para a Avaliação do Risco de Hemorragia com o uso de Terapia Anticoagulante

Risco HAS-BLED	Pontuação
Hipertensão	1
Alteração em função renal ou hepática (1 ponto para cada)	1 ou 2
AVE	1
Sangramento prévio	1
Labilidade de INR	1
Idade avançada	1
Uso de drogas ou álcool (1 ponto para cada)	1 ou 2

TRATAMENTO

O tratamento da fibrilação atrial é dividido em tratamento de fase aguda e tratamento crônico. Basicamente, a terapêutica visa retomar o ritmo sinusal ou controlar a resposta ventricular. É importante não esquecer de investigar e tratar etiologias de fibrilação atrial que são tratáveis.

Tratamento de Fase Aguda

O tratamento de fase aguda consiste na cardioversão elétrica ou farmacológica. A cardioversão está indicada nos casos de FA que necessitam do retorno imediato ao ritmo sinusal em virtude do desenvolvimento de:

- Insuficiência cardíaca aguda.
- Hipotensão.
- Síncope.
- Angina em paciente com doença coronariana.

Elétrica

A cardioversão elétrica se mostrou superior à farmacológica nessas situações, porém ainda existem poucos estudos para comprovar sua superioridade. Possui como desvantagem a necessidade de anestesia e algumas complicações como fibrilação ventricular, queimaduras na pele, complicações anestésicas, tromboembolismo e bradiarritmias.

Farmacológica

A cardioversão farmacológica é frequentemente utilizada em virtude de sua praticidade, porém possui como desvantagem o efeito pró-arrítmico. Esse efeito deve ser ponderado, pois os fármacos podem induzir arritmias graves. No Brasil, os fármacos disponíveis para o tratamento são a amiodarona e a propafenona.

Tratamento Crônico

A manutenção do ritmo sinusal após a reversão é a estratégia terapêutica que costuma ser adotada. Além dessa, outra estratégia que pode ser adotada é o controle da frequência ventricular.

Antes de iniciar o tratamento, é preciso identificar e tratar as causas de FA que podem ser resolvidas. Nos casos em que o fator desencadeante foi corrigido e não existe risco de recorrência da arritmia, o tratamento não está indicado. Alguns exemplos de causas reversíveis são: crise tireotóxica, uso excessivo de álcool, uso de drogas e procedimento cirúrgico recente.

Estratégias para Manutenção do Ritmo Sinusal

As estratégias que podem ser utilizadas para a manutenção do ritmo sinusal são uso de antiarrítmicos ou o isolamento elétrico das veias pulmonares. Os fármacos disponíveis no Brasil para a manutenção do ritmo sinusal são: amiodarona, propafenona e sotalol. No paciente com doença cardíaca estrutural, a única opção medicamentosa é o uso da amiodarona. O isolamento elétrico das veias pulmonares pode ser indicado quando existe intratabilidade clínica com o uso de medicação.

Estratégias para o Controle da Frequência Ventricular

O controle da frequência ventricular possui como principal objetivo a melhoria dos sintomas e da qualidade de vida dos pacientes. O uso da terapia pode prevenir sintomas como palpitações, cansaço e redução da capacidade de exercícios, além de ser importante na prevenção de taquicardiomiopatia. Vários fármacos podem ser utilizados no controle da frequência cardíaca, como os betabloqueadores, os bloqueadores do canal de cálcio não diidropiridínicos, a digoxina e alguns antiarrítmicos (amiodarona e solatol). A escolha depende dos sintomas do paciente, do estado hemodinâmico, do risco de efeitos adversos, da função ventricular e dos fatores precipitantes da FA. Os betabloqueadores são os medicamentos mais comumente utilizados para esse fim. O alvo é manter uma frequência ventricular abaixo de 80 em repouso, mas existe controvérsia nessa meta, podendo ser realizado um controle menos estrito (abaixo de 110 batimentos em repouso) em algumas situações.

BIBLIOGRAFIA

January CT et al. 2014 AHA/ACC/HRS Guideline for the Management of Patients With Atrial Fibrillation: A Report of the American College of Cardiology/American Heart Association Task Force on Practice Guidelines and the Heart Rhythm Society. *Circulation* 2014 Apr 10.
Libby P et al. Braunwald Tratado de Doenças Cardiovasculares. 8. ed. [s.i.]: Elsevier; 2010.
Luiz FDC, Paola AAV, Makdisse M. Arritmias Cardíacas: Rotinas do Centro de Arritmia do Hospital Israelita Albert Einstein. Barueri: Manole; 2015.
Magalhães LP et al. II Diretrizes Brasileiras de Fibrilação Atrial. *Arq Bras Cardiol* 2016;106(4):1-16.
Romano MMD, Maciel BC. História Clínica. In: Magalhães CC et al. Tratado de Cardiologia SOCESP. 3. ed. Barueri: Manole; 2015. p. 112.
Thaler MS. ECG essencial: Eletrocardiograma na prática diária. 7. ed. São Paulo: Artmed; 2013.

BRADIARRITMIAS

CAPÍTULO 14

Nathalia Cristina Machado Immisch
Maria Ângela Gonçalves Franco

INTRODUÇÃO

As bradiarritmias ou bradicardias representam distúrbios de ritmo com frequência cardíaca diminuída, apresentando valores inferiores a 50 bpm, o que pode ou não ter repercussões clínicas.

Denomina-se bradicardia sintomática quando aparecem sinais e sintomas decorrentes da frequência cardíaca lenta, que, nessas situações, geralmente se encontra abaixo de 50 bpm.

Em algumas situações, como o choque cardiogênico ou séptico, o paciente pode apresentar uma frequência cardíaca em níveis aparentemente normais, mas, comparativamente, ter uma bradicardia diante de uma maior demanda metabólica. Nesses casos, diz-se que o paciente possui uma bradicardia relativa.

ETIOLOGIA

A bradicardia pode ocorrer por diversos motivos, inclusive em situações fisiológicas, em que não há necessidade de avaliação ou tratamento, por exemplo em pessoas que praticam exercícios físicos com maior avidez, como os atletas.

No entanto, o paciente pode estar com uma frequência diminuída em virtude de um processo patológico, como uma **disfunção do nó sinusal**, que pode ser causada principalmente por isquemia ou fibrose decorrente da idade avançada. Um evento isquêmico envolvendo a artéria coronária direita, como um infarto agudo do miocárdio, cursa com bradiarritmia justamente porque seu primeiro ramo (artéria do nó sinoatrial) irriga o marcapasso cardíaco natural. A disfunção sinusal apresenta várias formas clínicas:

- Bradicardia sinusal.
- Pausas sinusais.
- Síndrome bradi-taqui (mais em idosos).
- Insuficiência cronotrópica.
- Hipersensibilidade do seio carotídeo.

Além das causas já citadas, a bradicardia também pode estar relacionada ao uso de medicamentos como digoxina, amiodarona, betabloqueadores adrenérgicos e bloqueadores de canais de cálcio. Em outros aspectos, a bradicardia pode ser o resultado do aumento do tônus vagal, podendo causar desmaios.

MANIFESTAÇÕES CLÍNICAS

As manifestações decorrentes de uma bradicardia sintomática englobam desde sintomas inespecíficos, como desconforto ou dor torácica, a outros mais sugestivos como tontura, síncope e até mesmo rebaixamento do nível de consciência. Dentre outros sinais e sintomas, podemos destacar a dispneia, astenia, fadiga e sensação de desfalecimento.

FORMAS DE APRESENTAÇÃO

Disfunção do Nó Sinusal

Anomalias de automatismo das células do nó sinusal:

Bradicardia Sinusal (Fig. 14-1)

Situação em que a frequência cardíaca se encontra abaixo de 50 bpm com ritmo sinusal regular. A relação P:QRS é 1:1, ou seja, existe uma onda P precedendo todos os complexos QRS. O intervalo PR tem duração normal (até 0,20 s).

Pode ser causada por condicionamento físico exagerado, sono, hipertensão intracraniana, hipotireoidismo e doenças cronotrópicas negativas.

Pausas Sinusais (Fig. 14-2)

Ocorre quando o nó sinusal para de estimular o coração. Se não houver outra atividade elétrica no mesmo momento, o ECG registrará uma linha isoelétrica. No entanto, a maioria das células miocárdicas podem-se comportar como marcapasso (em condições normais, o nó sinusal dispara mais rápido do que todas elas), portanto, na parada sinusal, esses

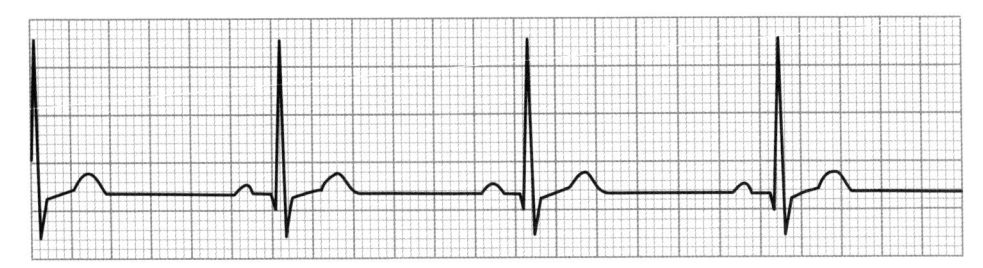

Fig. 14-1. Bradicardia sinusal.

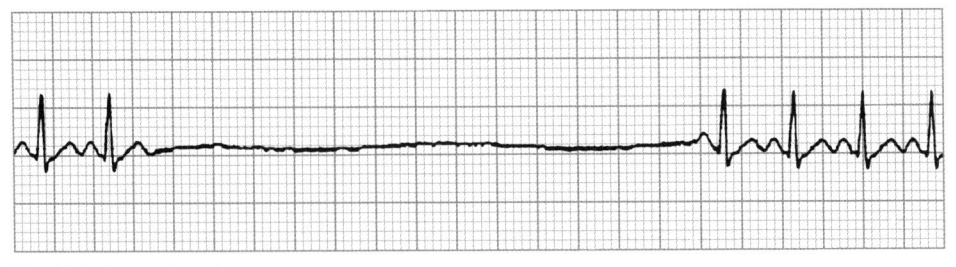

Fig. 14-2. Pausa sinusal.

outros marcapassos podem disparar e aparecer no ECG como batimentos de escape. As pausas sinusais apresentam intervalos P-P irregulares no momento da pausa e podem ser seguidas de escapes juncionais.

Bloqueio Sinoatrial ou Bloqueio de Saída Sinusal (Fig. 14-3)

A geração do estímulo é normal no nó sinusal, no entanto há uma falha na transmissão da despolarização para os átrios. No ECG, é muito difícil distinguir o bloqueio sinoatrial de uma pausa sinusal, entretanto, sabe-se que, quando há uma pausa sinusal, o nó SA retoma sua atividade em qualquer momento aleatoriamente e, quando há um bloqueio, ele geralmente volta após uma pausa correspondente a um ciclo inteiro normal ou mais (uma onda P perdida ou mais). Depois do bloqueio, os ciclos continuam regulares.

Bloqueios Atrioventriculares (BAV)

Os bloqueios atrioventriculares representam qualquer bloqueio na condução do estímulo entre o nó sinusal e as fibras de Purkinje, o que inclui o nó atrioventricular (AV) e seu feixe de His.

BAV de 1º Grau (Fig. 14-4)

Retardo prolongado na passagem do estímulo pelo nó AV ou sistema His-Purkinje. A onda de despolarização percorre normalmente os átrios, mas ao chegar ao nó AV é mantida por um atraso maior que o habitual. Como resultado desse processo, há um alargamento do intervalo PR (mais de 0,20 s). Apesar de haver esse retardo, todos os estímulos passam para o ventrículo, então tem-se onda P precedendo todos os complexos QRS, com R-R regular.

As causas mais comuns são fibrose, isquemia ou uso de medicamentos. Geralmente, é assintomático e de caráter benigno.

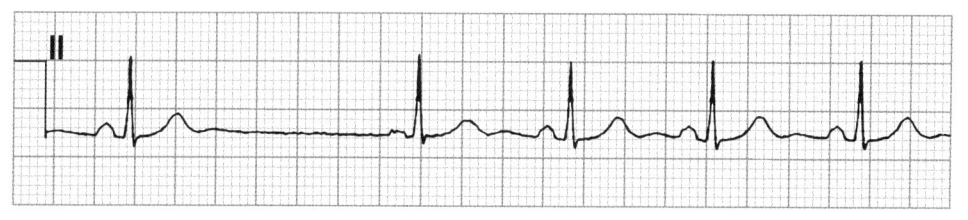

Fig. 14-3. Bloqueio sinoatrial.

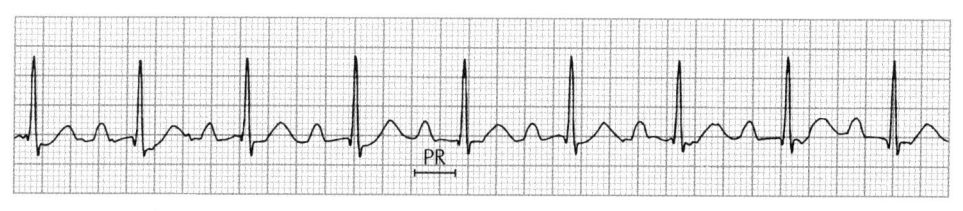

Fig. 14-4. BAV de 1º grau.

BAV de 2º Grau

No BAV de 2º grau, há realmente um bloqueio de condução, não apenas um retardo do mesmo, ou seja, nem todo impulso atrial é capaz de passar pelo nó AV para os ventrículos. Há uma interrupção descontínua da onda de despolarização pelo nó AV. Nem toda onda P precederá um complexo QRS, haverá pelo menos 1 onda P bloqueada, no entanto, isso pode se apresentar de diferentes maneiras:

- *Mobitz I (fenômeno de Weckenbach):* ocorre um prolongamento progressivo do intervalo PR até o bloqueio da onda P, o que resulta em um R-R irregular. Nesse caso, o bloqueio geralmente é supra-hissiano e no próprio nó AV (Fig. 14-5).
- *Mobitz II:* ocorre um bloqueio súbito (imprevisível) da onda P sem prolongamento do intervalo PR, ou seja, há um PR normal fixo. O bloqueio nesse caso geralmente é infra-hissiano. Pode evoluir para um bloqueio total e morte súbita (Fig. 14-6).
- *2:1:* tipo específico de BAV de 2º grau em que um estímulo conduz e o seu próximo é bloqueado, gerando duas ondas P para um QRS. É uma exceção, pois apresenta um R-R regular em decorrência dessa particularidade dos bloqueios alternados com a condução normal (Fig. 14-7).
- *Avançado ou de alto grau:* há uma relação fixa entre ondas P e QRS, assim como o 2:1, no entanto há 2 ou mais ondas P bloqueadas seguidamente, ou seja, a relação pode ser 3:1 ou 4:1 por exemplo. Possui R-R irregular e geralmente se encaminha para um BAVT (Fig. 14-8).

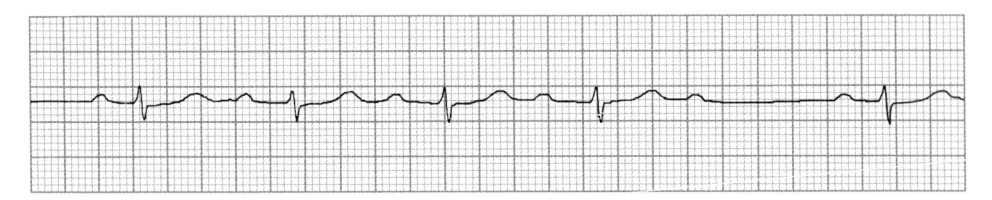

Fig. 14-5. BAV de 2º grau tipo Mobitz I.

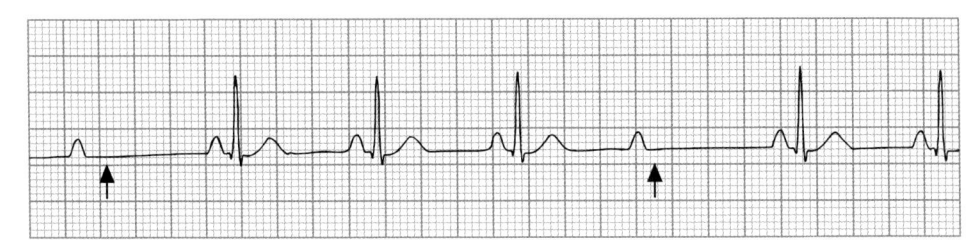

Fig. 14-6. BAV de 2º grau tipo Mobitz II.

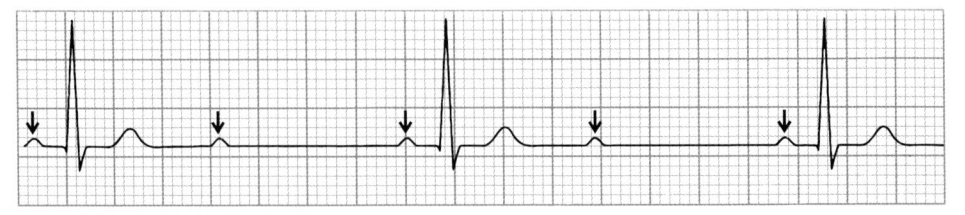

Fig. 14-7. BAV de 2º grau tipo 2:1.

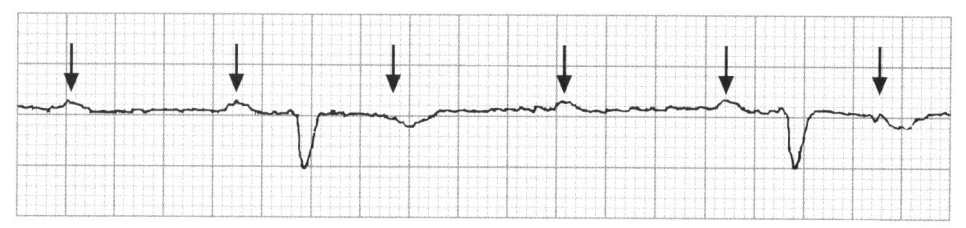

Fig. 14-8. BAV de 2º grau avançado (3:1).

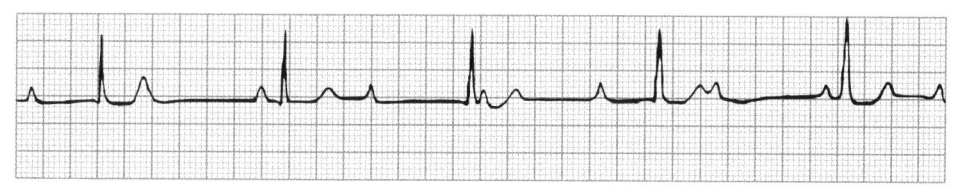

Fig. 14-9. BAVT.

BAV de 3º Grau ou Total
Representa uma total dissociação atrioventricular. Nenhum impulso atrial passa pelo nó AV para ativar os ventrículos, por isso é chamado de bloqueio AV total. Os ventrículos respondem gerando um ritmo de escape entre 30 e 45 bpm, enquanto os átrios continuam a se contrair com sua própria frequência em torno de 60 a 100 bpm. O átrio e o ventrículo estão seguindo diferentes marcapassos, mas têm frequência regular individualmente. O ECG mostra R-R regular e P-P regular, podendo ter QRS alargado (mais de 0,12 s) ou não. Os pacientes com BAVT geralmente são sintomáticos, podendo manifestar síncope (Fig. 14-9).

Os marcapassos são quase sempre necessários quando ocorre BAV de 3º grau, que é uma emergência clínica.

A principal causa de BAVT é a doença degenerativa do sistema de condução, mas outras situações podem ser citadas como a doença de Lyme, que é interessante por ser reversível com antibióticos e corticoterapia.

Algumas formas de bloqueio AV total podem ser congênitas e estão associadas a um ritmo de escape ventricular estável e adequado, portanto só haverá necessidade de marcapasso se houver um comprometimento do desenvolvimento atribuído a um débito cardíaco inadequado.

TRATAMENTO (QUADRO 14-1)
Os pilares do tratamento da bradicardia são:

- Diferenciar sinais e sintomas causados pela FC lenta daqueles não relacionados.
- Diagnosticar corretamente a presença e o tipo de bloqueio AV.
- Usar atropina como intervenção medicamentosa de primeira opção.
- Decidir quando iniciar a estimulação (marcapasso) transcutâneo.
- Decidir quando iniciar a epinefrina ou a dopamina para manter a FC e a PA.
- Saber quando solicitar a opinião de um especialista para interpretar ritmos complicados ou tomar decisões sobre fármacos e tratamento.

Quadro 14-1. Resumo do Tratamento

Bradicardias estáveis	Bradicardias instáveis
Normalmente não necessitam de tratamento imediato	Medicamento de 1ª linha: Atropina (não é eficaz em pacientes submetidos a transplante cardíaco e pode ser ineficaz no bloqueio AV de 2º grau tipo Mobitz II e no BAVT)
Se houver bloqueio AV de grau avançado, cogitar internação e estimulação transvenosa	Caso haja falha da atropina: Estimulação transcutânea OU infusão IV de dopamina OU infusão IV de epinefrina
	Considerar estimulação transvenosa

Ao deparar um paciente com frequência cardíaca abaixo de 50 bpm e sintomas (bradicardia sintomática) é importante identificar e tratar a causa subjacente. No entanto, antes de elucidar a etiologia é possível realizar algumas medidas de suporte como a manutenção da patência das vias aéreas, oxigenioterapia (se houver hipoxemia), monitoração cardíaca (ritmo, PA e oximetria), manter acesso IV e a própria realização do ECG de 12 derivações.

Se a bradicardia estiver causando qualquer uma das manifestações listadas abaixo, iniciar infusão IV de **atropina** (1ª dose: *bolus* de 0,5 mg, repetir a cada 3 ou 5 min, máximo de 3 mg):

- Hipotensão.
- Alteração aguda do estado mental.
- Sinais de choque.
- Desconforto torácico isquêmico.
- Insuficiência cardíaca aguda.

Se a atropina não for eficaz e o quadro clínico for persistente, optar por estimulação transcutânea, **ou** infusão IV de dopamina (velocidade usual de 2 a 20 mcg/kg/min), **ou** infusão IV de epinefrina (2 a 10 mcg/kg/min), além de considerar avaliação do especialista e uso do marcapasso transvenoso.

Atropina

O sulfato de atropina reverte as reduções mediadas por colinérgicos na frequência cardíaca e condução do nó AV. Ela deve ser utilizada com cautela na presença de isquemia coronária aguda ou IAM. Uma elevação da FC mediada pela atropina pode agravar a isquemia ou aumentar a área do infarto.

A atropina é a droga de primeira escolha para o tratamento das bradicardias, no entanto, em alguns casos, ela costuma não ser o suficiente, como em BAV de 2º grau tipo Mobitz II ou BAV de 3º grau com complexo QRS largo novo.

Estimulação Transcutânea

A estimulação transcutânea é um método não invasivo que aplica impulsos elétricos no coração através da pele, induzindo a despolarização por meio de eletrodos cutâneos. Funciona como um marcapasso cardíaco, entretanto, apresenta algumas limitações por ser doloroso e não produzir uma captura elétrica e mecânica tão eficaz quanto um marca--passo transvenoso.

Os profissionais de saúde devem considerar utilizar a estimulação transcutânea em pacientes instáveis, com bloqueios de alto grau e quando não houver eficácia da atropina ou acesso IV disponível. O marcapasso transcutâneo pode ser considerado também como um ponte emergente para a estimulação transvenosa em pacientes com significativa bradicardia sinusal ou bloqueio AV.

Epinefrina e Dopamina

Os agonistas β-adrenérgicos são alternativas à estimulação transcutânea após o fracasso da atropina ou em pacientes em que a atropina pode ser inadequada. Tanto a epinefrina quanto a dopamina são vasoconstritores e têm efeito cronotrópico positivo, beneficiando especialmente os pacientes com hipotensão. No entanto, é necessário avaliar o estado de volume intravascular do paciente e evitar hipovolemia ao utilizar esses fármacos.

Estimulação Transvenosa

A estimulação transvenosa é um método invasivo em que se realiza punção venosa central seguida de inserção de um cabo-eletrodo de estimulação temporária no ventrículo direito. Apresenta captura elétrica e mecânica mais eficaz que a estimulação transcutânea e possui a vantagem de ser indolor (exceto pela dor decorrente da punção). Está indicada nas bradicardias instáveis em que a frequência está significativamente diminuída ou em bloqueios AV de alto grau, como o BAVT.

BIBLIOGRAFIA

Thaller MS. ECG Essencial: eletrocardiograma na prática diária. 7. ed. Porto Alegre: Editora Artmed; 2013.

USA. American Heart Association. Advanced Cardiovascular Life Support Provider Manual (ACLS). Mesquite, TX; 2016.

NOÇÕES SOBRE MARCAPASSO CARDÍACO

Hiago Dantas Medeiros
Maria Beatriz Sarmento de Oliveira Abrantes

INTRODUÇÃO

O marcapasso (MP) é um dispositivo eletrônico inventado por Hyman, na década de 1930, capaz de gerar um pulso elétrico que despolariza o miocárdio de forma a comandar o ritmo cardíaco. Ele é constituído por uma unidade geradora, um cabo condutor e um par de eletrodos.

TIPOS DE MARCAPASSO
Provisório

Transcutâneo é aquele marcapasso em que as pás ficam posicionadas anteriormente sobre o ápice cardíaco (cátodo) e, posteriormente, entre a coluna vertebral e a escápula (ânodo) (Fig. 15-1).

Transvenoso é o dispositivo que é instalado a partir do sistema venoso jugular ou da subclávia até chegar ao ventrículo direito, sendo o tipo mais utilizado provisoriamente (Fig. 15-2).

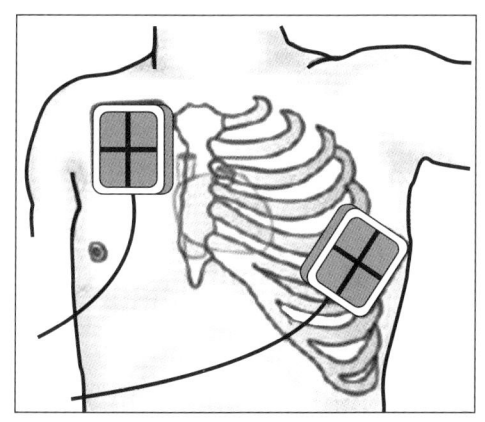

Fig. 15-1. Marcapasso transcutâneo.

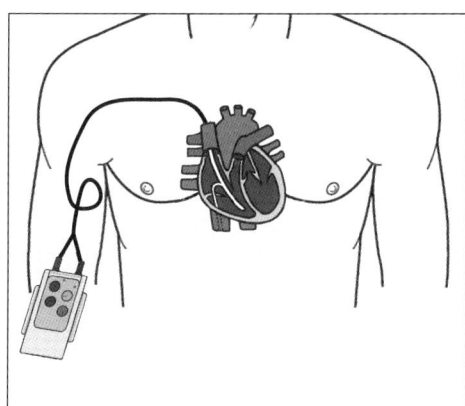

Fig. 15-2. Marcapasso transvenoso.

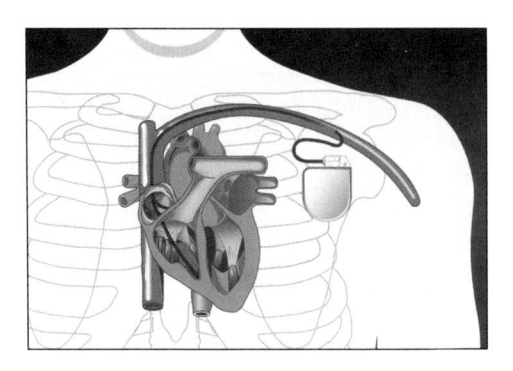

Fig. 15-3. Marcapasso definitivo.

Definitivo
No marcapasso definitivo, os eletrodos ficam em contato com as trabéculas endocárdicas do átrio ou ventrículo direito, sendo implantadas pelo acesso do sistema venoso subclávia até a veia cava superior (Fig. 15-3).

INDICAÇÕES DO USO DE MARCAPASSO
Marcapasso Provisório
O marcapasso provisório está indicado nas bradiarritmias gravemente sintomáticas e reversíveis, visando a estabilização hemodinâmica do paciente.

A preferência do marcapasso provisório transcutâneo sobre o transvenoso, nesses casos, só se dá quando é necessário fazer uma implantação imediata do marca-passo, por ser um método mais rápido e seguro em situações de emergência, havendo mais tempo, posteriormente, para a implantação de um marcapasso transvenoso.

O marcapasso provisório também está indicado de maneira profilática na fase aguda do IAM (infarto agudo do miocárdio), em situações de alto risco de evolução para BAVT (bloqueio atrioventricular total), BAV (bloqueio atrioventricular) de 2ª grau Mobitz II assintomático, nos bloqueios trifasciculares, bifasciculares novos e nos bloqueios de ramo novos associados à BAV de 1ª grau.

MarcaPasso Definitivo
O marcapasso definitivo é indicado nos casos de bradiarritmia que for refratária à terapia medicamentosa ou quando são malignas (doença do nó sinusal sintomática, bloqueios AV intra e infra-hissianos ou de alto grau (BAVT), e alguns distúrbios da condução intraventricular avançados (Quadro 15-1).

Ele está indicado em casos de doença do nó sinusal que é caracterizada como a presença de palpitações, tontura, pré-síncopes ou síncopes associadas a uma das alterações eletrocardiográficas seguintes: bradicardia sinusal, parada sinusal, bloqueio sino-atrial ou taquicardia supraventricular alternada com bradicardia sinusal ou assistolia (síndrome bradi-taquicardia), sendo uma indicação de classe I. Nesses casos, a abordagem farmacológica é muito falha, sendo o tratamento de primeira escolha o marcapasso.

A síndrome do seio carotídeo (SSC) é uma doença que se caracteriza pela presença de síncope ou pré-síncope pela resposta reflexa demasiada do seio carotídeo. Essa reação pode ser classificada em: cardioinibitória, vasodepressora ou mista. A cardioinibitória é resultado do tônus parassimpático aumentado que provoca a lentificação da resposta si-

Quadro 15-1. Principais Indicações Classe I para Implantação de Marcapasso Definitivo

Doença do nó sinusal	■ Sintomáticos (quando associado à bradiarritmia) ■ Incompetência cronotrópica sintomática na ergometria
Síndrome do seio carotídeo	■ Síncope recorrente em situações cotidianas que envolvem a estimulação mecânica do seio carotídeo provocando assistolia > 3 s documentada, na ausência de medicamentos depressores da função sinusal ou condução AV
BAV de 2ª grau	■ Irreversível ou causado por drogas, com sintomas definidos de baixo fluxo cerebral ou IC consequentes à bradicardia ■ Tipo II, com QRS largo ou infra-hissiano, assintomático, permanente ou intermitente e irreversível ■ Com *flutter* atrial ou FA (Fibrilação Atrial) em pacientes com sintomas definidos de baixo fluxo cerebral ou IC (Insuficiência Cardíaca)
BAV de 3ª grau	■ Com sintomas de hipofluxo cerebral ou IC consequente à bradicardia ■ Assintomático, irreversível, com QRS estreito ■ Irreversível, assintomático, com cardiomegalia progressiva ■ Congênito, assintomático, com ritmo de escape de QRS largo ■ Adquirido, assintomático, de etiologia chagásica ou degenerativa ■ Irreversível, permanente ou intermitente da junção do nó AV ■ Adquirido, irreversível, assintomático, com FC < 40 bpm, com pausas maiores que 3 s ■ Assintomático, consequente à IAM, persistente há mais de 15 anos

nusal ou o prolongamento do intervalo PR com BAV (Bloqueio Atrioventricular) avançado, isolado ou associado. O marcapasso definitivo só estará indicado nos casos de pacientes com resposta exclusiva ou predominantemente cardioinibitória, estando relacionado com uma diminuição das taxas de queda dos pacientes que fazem uso.

A terapia de ressincronização cardíaca é uma técnica que visa modificar o atraso eletromecânico ventricular por meio da implantação de marcapasso (comumente biventricular) o que pode aumentar a capacidade sistólica ventricular, redução dos custos do metabolismo, melhora da função mitral, e, em alguns pacientes, induzir o remodelamento favorável com redução da câmara cardíaca pela melhor sincronia inter e intraventricular, assim como pelo aumento do enchimento ventricular. O marca-passo definitivo está indicado em caso de pacientes que têm insuficiência cardíaca com classificação NYHA II, com BRE (bloqueio de ramo esquerdo) e com duração de QRS ≥ 150 ms.

MARCAPASSO NO ELETROCARDIOGRAMA

No eletrocardiograma (ECG), os pacientes com marcapasso apresentam uma característica típica: a presença de espículas. Estas correspondem a um impulso elétrico desencadeado pelo gerador do marcapasso, causando uma contração da porção estimulada.

Os marcapassos atriais, ou seja, os que são implantados na auriculeta direita, apresentam-se, ao ECG, com a presença de uma espícula seguida por uma onda P e um complexo QRS normal (Fig. 15-4).

Os ventriculares são aqueles colocados na ponta do ventrículo direito. No ECG, esse MP se manifesta com um complexo QRS amplo e bizarro, tendo um padrão idêntico a um bloqueio de ramo esquerdo, com um retardo na ativação ventricular esquerda (Fig. 15-5).

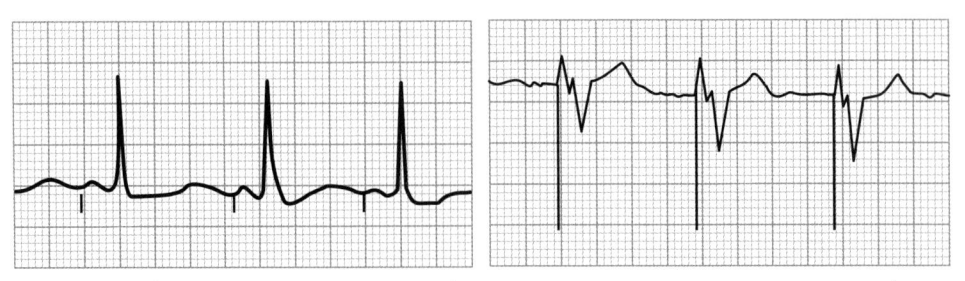

Fig. 15-4. ECG de paciente com marcapasso atrial.   **Fig. 15-5.** Paciente com marcapasso ventricular.

No MP sequencial, são implantados eletrodos em ambas as câmaras. Nele, serão vistas duas espículas, uma precedendo a onda P e uma precedendo um complexo QRS largo e bizarro (Fig. 15-6).

MODO DE FUNCIONAMENTO

Os marcapassos cardíacos representam um dos dispositivos cardiovasculares eletrônicos implantáveis (DCEIs) que atuam basicamente por meio de estimulação e/ou sensibilidade no átrio e/ou ventrículo possuindo indicação terapêutica principalmente nos quadros de bradiarritmias.

Os dispositivos utilizados atualmente dispõem de diferentes modos de estimulação e cada um desses atende mais adequadamente a demanda do paciente, necessitando, assim, de indicações específicas. Os critérios a serem avaliados para a escolha adequada do modo de estimulação são:

- Alteração do ritmo subjacente.
- Condições clínicas gerais.
- Problemas clínicos associados.
- Capacidade de esforço.

A escolha adequada do modo de estimulação para o paciente tem impacto direto sobre a mortalidade e morbidade do mesmo. Tal significância se deu para esse fator que foram criados algoritmos para sua seleção de modo mais padronizado.

Independentemente do modo de estimulação, todos possuirão sistemas de estimulação compostos por cabos-eletrodos e por geradores, composição básica (Fig. 15-7). O número de cabos pode variar de um a quatro. Já os geradores podem ser unicamerais, bicamerais ou específicos para estimulação sítio-específica (Fig. 15-8).

Modos de Estimulação

Cada modo de estimulação apresentará vantagens e desvantagens que dependerão da compreensão do ciclo temporal de cada um. Entre os modos disponíveis, temos:

- Estimulação artificial deflagrada por câmara única (AAT e VVT).
- Estimulação artificial com inibição ventricular (VVI).
- Estimulação artificial com inibição atrial (AAI).
- Estimulação artificial de dupla-câmara.
- Estimulação artificial AV sequencial não sincronizada à onda P (DDI).

- Estimulação artificial atrial sincronizada (VDD).
- Estimulação artificial e sensibilidade dupla-câmara com inibição e rastreamento (DDD).
- Estimulação artificial com frequência adaptável (AAIR e VVIR).

Cada um desses tipos terá um código de três letras específico. Conforme o Quadro 15-2.

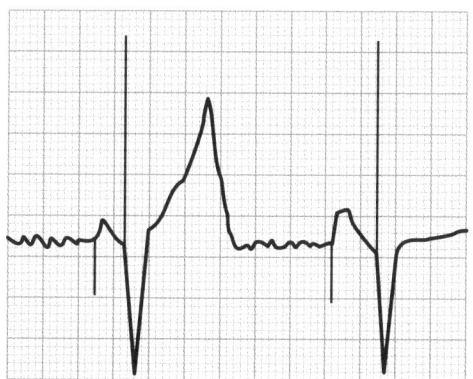

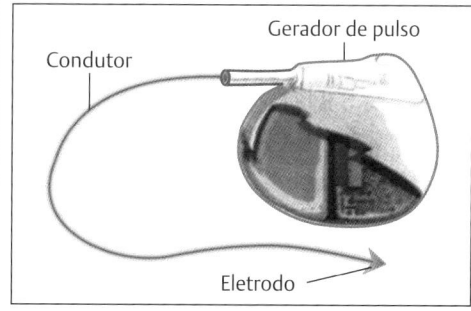

Fig. 15-6. ECG mostrando alterações de MP sequencial.

Fig. 15-7. Unidade básica de qualquer marcapasso – unidade geradora de pulso, condutor e eletrodo.

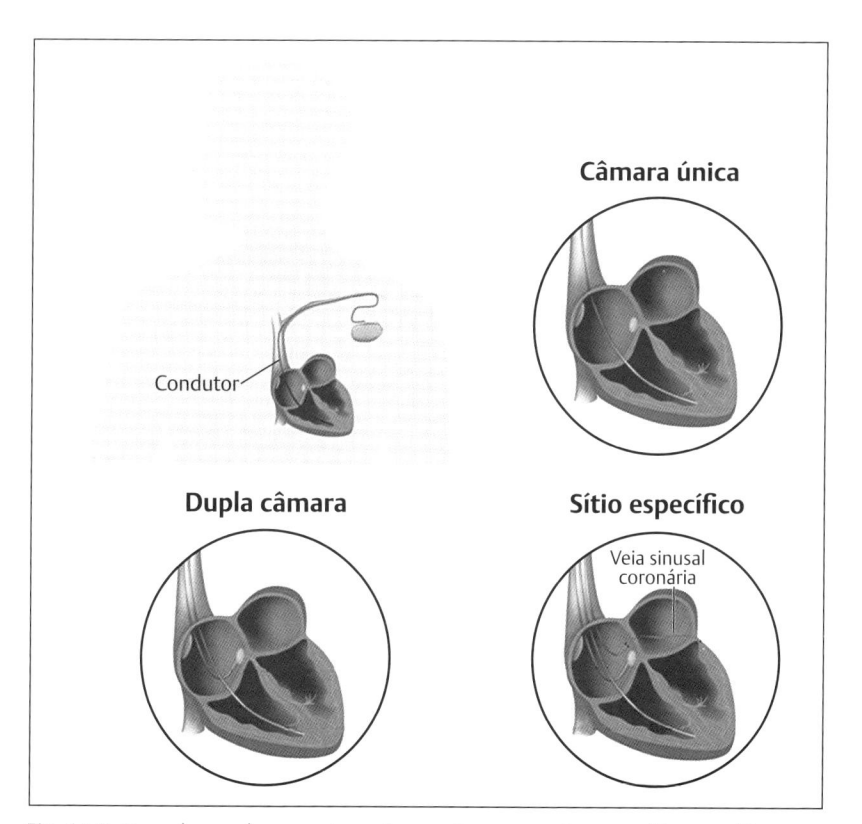

Fig. 15-8. Tipos de geradores por inserção nas câmaras cardíacas ou sítio-específico.

Quadro 15-2. Detalhamento das Letras dos Códigos do Marcapasso

2ª letra – Câmara de implantação do sensor	A – Átrio V - Ventrículo D – Átrio e Ventrículo
1ª letra – Câmara que será comandada	A – Átrio V - Ventrículo D – Átrio e Ventrículo
3ª letra – Modo de detecção do sensor	I – Inibido T – Estimulado D – Inibido e estimulado

COMPLICAÇÕES

A utilização de marcapassos cardíacos aumentou drasticamente nos últimos anos, grande parte em decorrência da ampliação das indicações clínicas desses dispositivos com base nos resultados de grandes ensaios clínicos. No entanto, a utilização desses dispositivos encontra-se relacionada a potenciais riscos, como complicações mecânicas, deflagração de choques inapropriados e infecção. Posto isso, podemos dividir as complicações oriundas do marcapasso naquelas **relacionadas ao implante** e naquelas **relacionadas à falha de um dos componentes do seu sistema**.

Além disso, qualquer sistema de estimulação artificial pode ter associação com alterações hemodinâmicas adversas, denominadas conjuntamente como **síndrome do Marcapasso**. Esse evento tem incidência difícil de se determinar e pode ocorrer sempre que houver dissociação atrioventricular mediante o estímulo artificial, repercutindo clinicamente com dispneia, tontura, fadiga, pulsações no pescoço ou no abdome, tosse e dor torácica atípica.

Algumas complicações são mais frequentes a depender do procedimento que foi realizado. Independente disso, a maioria dos pacientes apresentará certo grau de desconforto no local da incisão no período pós-operatório imediato, necessitando, em alguns casos, de certo grau de analgesia. Além do mais, não é infrequente o surgimento de pequenas equimoses ao redor da incisão.

Como ressaltado anteriormente, algumas complicações têm relação direta com o tipo de procedimento realizado, entre essas, podemos citar pneumotórax traumático, hemopneumotórax, punção arterial inadvertida, embolia gasosa, fístula arteriovenosa, lesão do ducto torácico, enfisema subcutâneo e lesão do plexo braquial.

As infecções dos dispositivos cardíacos eletrônicos implantáveis (DCEIs) são uma das complicações mais temidas, culminando não só em hospitalização, para a realização de antibioticoterapia endovenosa prolongada, como, frequentemente, na substituição do sistema, procedimento associado a elevada morbimortalidade. A incidência no Brasil não destoa muito dos índices internacionais, girando em torno de 2% com taxa de óbito por tal complicação de 2,3%.

Os indivíduos com infecção do marcapasso podem ser divididos em dois grupos, aqueles com infecção limitada ao gerador de pulso e o outro com infecção primária endovascular.

Os sinais e os sintomas típicos relacionados ao primeiro grupo de pacientes podem incluir sinais inflamatórios locais no sítio de implante do gerador. No segundo grupo, os sintomas são de febre recorrente, episódios de calafrios, emagrecimento, fraqueza e anorexia.

Por tamanho risco, tem-se indicação absoluta de realizar antibioticoprofilaxia antes da implantação do dispositivo com significativa redução do risco absoluto de infecção. A cobertura deve ser principalmente para *Staphylococcus aureus* e *S. epidermidis*, agentes mais relacionados com tal complicação.

BIBLIOGRAFIA

Araujo EF *et al*. Terapia de ressincronização cardíaca em pacientes com cardiomiopatia chagásica crônica: seguimento de longo prazo. *Rev Bras Cir Cardiovasc* São José do Rio Preto 2014 mar;29(1):31-36. Disponível em: <http://www.scielo.br/scielo.php?script=sci_arttext&pid=S0102-76382014000100008&lng=en&nrm=iso>. Acesso em: 6 de setembro de 2018.

Costa R, Pachón-Mateos JC. Registro Brasileiro de Marcapassos no Ano 2002. Relampa. 2003;16(4):220-7.

Fuganti CJ *et al*. Diretrizes Brasileiras de Dispositivos Cardíacos Eletrônicos Implantáveis do Departamento de Estimulação Cardíaca Artificial (DECA) da Sociedade Brasileira de Cirurgia Cardiovascular (SBCCV). *Relampa* 2015;28(2 Supl.):S1-S62.

Hayes DL, Zipes DP. Marca-passos cardíacos e Cardioversores-desfibriladores. In: Libby P. *Tratado de Medicina Cardiovascular*. 8. ed. Rio de Janeiro: Elsevier; 2010. p. 831-861.

Lantieri LC, Bertoletti JC. Eletrocardiograma sob estimulação cardíaca artificial. In: Lantieri LC, Bertoletti JC. *Interpretação Eletrocardiográfica Adulta e Pediátrica*. Porto Alegre: Artmed; 2007. p. 338-344.

Martinelli FM *et al*. Guidelines for Implantable Electronic Cardiac Devices of the Brazilian Society of Cardiology. *Arq Bras Cardiol* São Paulo, 2007;89(6):e210-e238.

Mulpuru SK *et al*. Cardiac Pacemakers: Function, Troubleshooting, and Management. *J Ame Col Cardiol* 2017 Jan;69(2):189-210. Elsevier BV.

Spragg DD, Tomaselli GF. Bradiarritmias. In: Loscalzo J. Medicina Cardiovascular de Harrison. 2. ed. São Paulo. AMGH; 2014. p. 105-116.

Thaler MS. Bloqueios de Condução. In: Thaler MS, Tracy CM *et al* 2012 ACCF/AHA/HRS focused update of the 2008 guidelines for device-based therapy of cardiac rhythm abnormalities: a report of the American College of Cardiology Foundation/American Heart Association Task Force on Practice Guidelines and the Heart Rhythm Society. *Circulation* 2012;126:1784-1800.

Thaler MS. ECG Essencial. Porto Alegre: Artmed; 2013. p. 164-202.

SÍNDROME CORONARIANA AGUDA

CAPÍTULO 16

Mário César Soares Xavier Filho
Valeska Carvalho Dantas de França
Tiago Bruno Carneiro de Farias

INTRODUÇÃO E EPIDEMIOLOGIA

As doenças cardiovasculares (DCV) são as principais causas de morte em todo o mundo. Segundo a Organização Mundial da Saúde (OMS), em 2016, dos 56,9 milhões de óbitos em todo o mundo, aproximadamente 15,2 milhões foram causados por doenças cardiovasculares, sendo aproximadamente 9,2 milhões dessas causadas por doença isquêmica do coração. O representante majoritário nas doenças isquêmicas do coração é o infarto agudo do miocárdio, que faz parte da síndrome coronariana aguda.

A síndrome coronariana aguda (SCA) consiste em um conjunto de sinais e sintomas que se relacionam à isquemia miocárdica aguda e pode ser classificada em três formas: infarto agudo do miocárdio (IAM) com supradesnível do segmento ST, IAM sem supradesnível do segmento ST e Angina Instável (AI).

ETIOLOGIA E FISIOPATOLOGIA

A fisiopatologia da síndrome coronariana aguda é bem semelhante em seus subtipos clínicos. Consiste na ruptura da placa aterosclerótica e consequente trombose. Essa trombose pode produzir isquemia miocárdica aguda. A placa de ateroma é formada na camada íntima da artéria por substâncias lipídicas envolvidas por uma parede fibrosa.

Atualmente, sabe-se que a doença aterosclerótica tem participação forte do componente inflamatório associado ao endotélio e deposição lipídica, em especial do colesterol. O componente inflamatório se dá por aglomeração celular, a saber linfócitos e macrófagos que pode culminar em degradação fibrosa e formação do trombo.

O trombo formado pode obstruir a luz do vaso parcial ou totalmente (Fig. 16-1). Em casos de obstrução total, notadamente, o caso evoluirá para isquemia e necrose miocárdica em um quadro expresso como infarto agudo do miocárdio com supradesnível do segmento ST. Em casos de oclusão parcial, a evolução se dá com infradesnível do segmento ST, comprovando isquemia miocárdica. Para todos os casos, é fundamental identificar-se a síndrome, principalmente em pacientes com fator de risco cardiovascular elevado (obesos, tabagistas, diabéticos, idosos, pacientes com lesão de órgão-alvo por incidente cardiovascular pregresso).

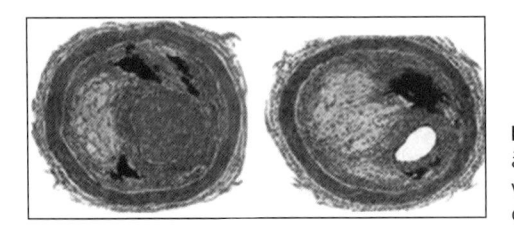

Fig. 16-1. Figura evidencia oclusão total e parcial, à esquerda e à direita, respectivamente, do vaso coronariano, que desenvolverá a síndrome coronariana aguda.

DIAGNÓSTICO

O diagnóstico baseia-se na identificação da síndrome coronariana aguda por meio dos sinais, sintomas e exames complementares. É importante enfatizar que além do diagnóstico da síndrome, deve-se o mais rápido possível identificar se consiste em uma AI, IAM com supradesnível do segmento ST ou IAM sem supradesnível do segmento ST.

A apresentação clínica consiste em dor torácica intensa em aperto ou queimação, geralmente prolongada, de início recente. Ela pode ter início durante o repouso ou durante atividades físicas, melhorando com repouso ou com uso de vasodilatadores. A dor é geralmente retroesternal e pode irradiar para axila, ombro, braços e região mandibular. Em alguns casos, ela pode limitar-se ao epigástrio. É importante diferenciar a dor torácica da SCA da dissecção aguda de aorta, que configura um tratamento e prognóstico diferente. Exames como ecocardiograma transtorácico e tomografia computadorizada de tórax podem ajudar a elucidar casos suspeitos de dissecção aguda de aorta, entretanto não serão aprofundados neste capítulo.

IAM sem Supradesnível do Segmento ST

O primeiro passo é caracterizar a dor torácica que levou o paciente ao serviço de pronto atendimento. Deve-se realizar triagem e buscar identificar se essa dor torácica realmente pode caracterizar um quadro isquêmico, entendendo que a síndrome coronariana aguda nem sempre se manifestará de forma clássica. Deve ser suspeitada em todos os pacientes que possuam fator de risco cardiovascular aterosclerótico. De forma prática, pode-se estender os possíveis locais suspeitos da mandíbula até o epigástrio.

No seguimento do paciente, deve-se, sempre, realizar exames complementares que subsidiem um diagnóstico preciso da síndrome coronariana aguda. Nesse contexto, o eletrocardiograma (ECG) e os marcadores de necrose são fundamentais.

Eletrocardiografia (ECG)

O eletrocardiograma pode evidenciar alterações de isquemia aguda (Quadro 16-1), mas também pode apresentar-se normal ou apenas com alterações prévias (Fig. 16-2).

Quadro 16-1. Anormalidades Eletrocardiográficas de Isquemia Aguda

Infradesnível do segmento ST (> 0,5 mm)

Inversão de onda T recente (> 2 mm)

Onda T apiculada, simétrica e segmento ST retificado

Falsa normalização da onda T no acompanhamento

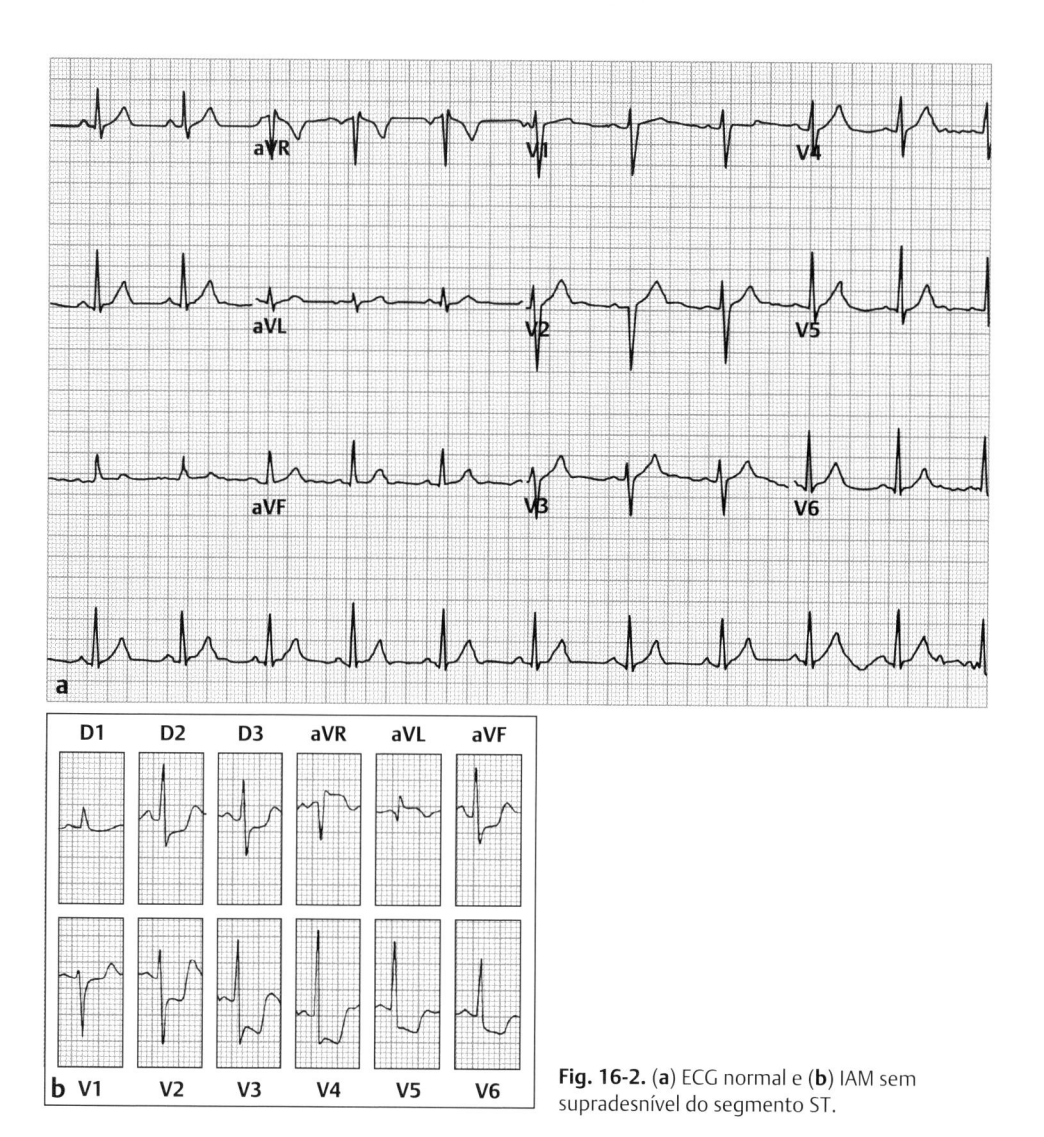

Fig. 16-2. (a) ECG normal e (b) IAM sem supradesnível do segmento ST.

Marcadores de Necrose no Miocárdio

São conhecidos comumente como "enzimas cardíacas" ou "curva enzimática". Dentro do escopo clínico da síndrome coronariana aguda, os marcadores de necrose poderão classificar o paciente em um possível IAM sem supradesnível do segmento ST ou angina instável.

Todo paciente que esteja no pronto atendimento com quadro de síndrome coronariana aguda sem supradesnível do segmento ST deve ser avaliado quanto à curva dos marcadores de necrose miocárdica (Fig. 16-3).

Deve-se dosar Troponina T ou I na admissão e dentro de 1 a 3 horas do início dos sintomas. Pacientes sem supradesnível do segmento ST no eletrocardiograma, caso a curva

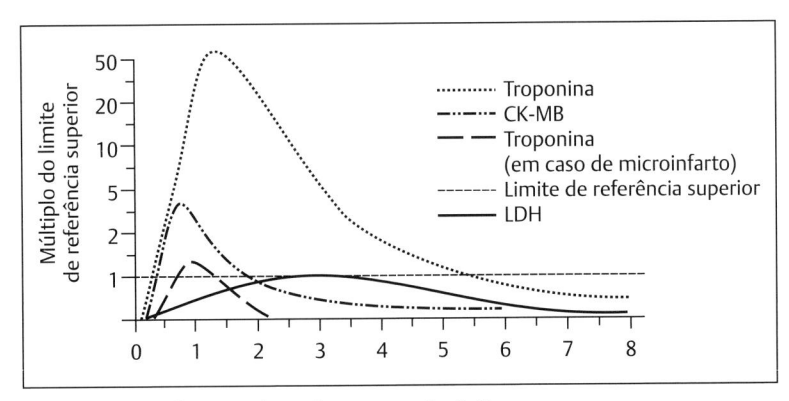

Fig. 16-3. Curva de marcadores de necrose miocárdica.

enzimática evidencie uma elevação da troponina, fecha-se o diagnóstico em IAM sem supradesnível do segmento ST. Se os marcadores permanecem normais em todas as dosagens, o diagnóstico é concluído como angina instável.

IAM com Supradesnível do Segmento ST (IAMSST)
As manifestações clínicas do IAM com supradesnível do segmento ST podem ser típicas ou atípicas. O padrão clássico constitui uma dor torácica retroesternal de caráter de opressão, constrição ou queimação, de intensidade moderada a intensa. Essa dor pode manifestar-se em repouso ou ser desencadeada por emoções ou esforço físico, e possui início agudo e acentuação rápida. É comum ocorrer irradiação para membros superiores, dorso, pescoço, mandíbula e até epigástrio. Pode não ser aliviada com uso de nitratos e desencadear sudorese, náusea, vômitos, dispneia e fadiga. Ao exame físico, pode-se auscultar B4 (evidência de disfunção diastólica) ou B3 (evidência de disfunção sistólica), sopro apical e até hipofonese de bulhas.

De forma atípica, esse paciente pode apresentar-se até sem dor torácica, apenas com taquidispneia, sudorese, síncope e dor no epigástrio.

Eletrocardiografia (ECG)
A ECG é o exame mais útil para confirmar o diagnóstico de IAM. Após a entrada no pronto-atendimento, todos os pacientes com suspeita de SCA devem em até dez minutos realizar o ECG. Os achados eletrocardiográficos vão depender de diversos fatores como fase de evolução, localização da isquemia e presença de comorbidades associadas.

Segundo alguns autores, a primeira alteração eletrocardiográfica identificada no IAMSST é uma onda T apiculada com amplitude elevada, seguida de elevação do segmento ST nas derivações que correspondem às áreas afetadas. Ocorre elevação do ponto J com manutenção côncava do segmento ST seguida de elevação mais pronunciada do segmento ST, ficando mais convexo. Com o tempo ocorre diminuição da amplitude da onda R à medida que o segmento ST se eleva. Por fim, o segmento ST, paulatinamente, retorna à linha de base enquanto a onda R tem sua amplitude nitidamente reduzida ao passo que a onda Q torna-se profunda (Fig. 16-4).

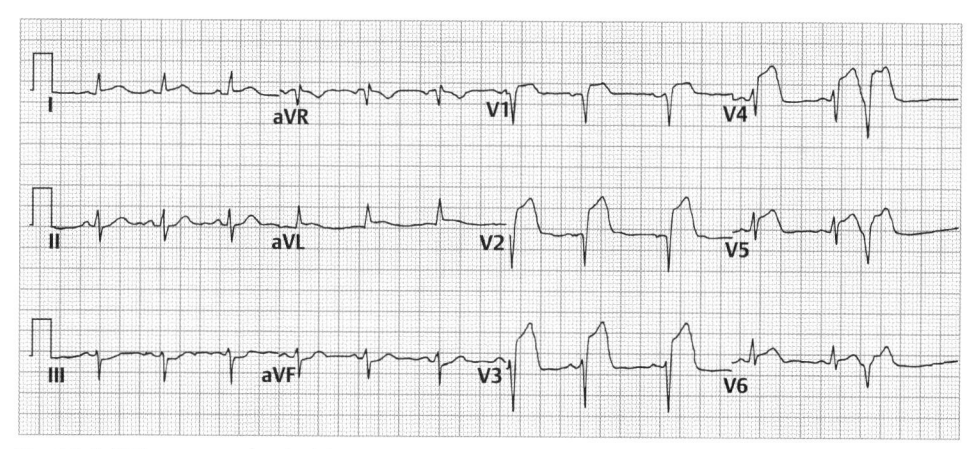

Fig. 16-4. IAM com supradesnível do segmento ST em parede anterior extensa.

A observação cuidadosa do eletrocardiograma topograficamente ajuda tanto a identificar a região acometida quanto a definir prognósticos. As alterações mais comuns estão listadas no Quadro 16-2.

Marcadores de Necrose no Miocárdio

De forma semelhante no quadro de IAM com infradesnível do segmento ST, os marcadores de necrose do miocárdio têm papel fundamental no diagnóstico do IAMSST. Esses marcadores podem ajudar no diagnóstico de casos duvidosos, na determinação de prognósticos e na identificação de reinfartos precoces. Entretanto, deve-se enfatizar que, apesar do papel fundamental dos marcadores, a conduta inicial é baseada pelo eletrocardiograma. Caso o paciente possua clínica para IAMSST e ECG com alterações sugestivas, deve-se solicitar os marcadores e iniciar a conduta adequada.

Quadro 16-2. Correlação entre Alterações Eletrocardiográficas, Localização e Complicações

Local do IAM	Derivações no ECG	Artéria relacionada	Complicações
Septal	V1 – V4	Descendente anterior	Bloqueio infranodal e de ramos
Anterior	V3 – V4	Ramo diagonal	Disfunção de VE, ICC, BRE/BRD BAVT, ESV
Lateral	V5 – V6 – DI – AVL	Circunflexa	Disfunção de VE, BAV nodal
Inferior	DII – DIII – AVF	Descendente posterior	Hipotensão, sensibilidade a NTG e morfina, BAV nodal
Ventrículo direito	V3r – V4r (DII, DIII, AVF)	Coronária direita	Hipotensão, BAV, FA, *Flutter*, ESA, reação adversa a drogas
Posterior	V1 a V4, V7 e V8	Ramo circunflexo descendente posterior	Disfunção de VE

Fonte: Manual de Atualização e Conduta: Síndrome Coronaria Agura (SCA) – SOCERJ.

Dentre os marcadores utilizados o mais comum é a utilização de troponina I ou troponina T tanto na admissão do paciente quanto uma a três horas após o início do quadro. A troponina eleva-se com pico em até 24 horas e mantém-se elevada por até 7-14 dias. Também pode ser dosado a CK-MB que se eleva após aproximadamente 5 horas após o início dos sintomas, com pico entre 16-24 horas e volta ao normal em até três dias. Alguns autores apontam a CK-MB como mais útil para diagnóstico de reinfarto, uma vez que a troponina passa mais tempo para decair, e a CK-MB volta aos níveis normais mais rapidamente (Fig. 16-5).

A sociedade de cardiologia do Rio de Janeiro aponta que a elevação e queda dos níveis dos marcadores associadas a situações clínicas de isquemia aguda que devem ser consideradas IAM estão listadas no Quadro 16-3.

Devem, obrigatoriamente, estar associadas à clínica do paciente o desenvolvimento de onda Q patológica no ECG, mudanças indicativas de isquemia no ECG ou achados patológicos de IAM agudo.

TRATAMENTO

A síndrome coronariana aguda é uma emergência médica, e deve ser conduzida de imediato. O tratamento vai depender do diagnóstico e do risco de prognóstico estabelecidos, e deve ser adaptado para a individualidade e seguimento do paciente. Todos os pacientes com SCA com ou sem supradesnível do segmento ST devem receber terapia antiplaquetária, antitrombótica e estabilizadora de placa.

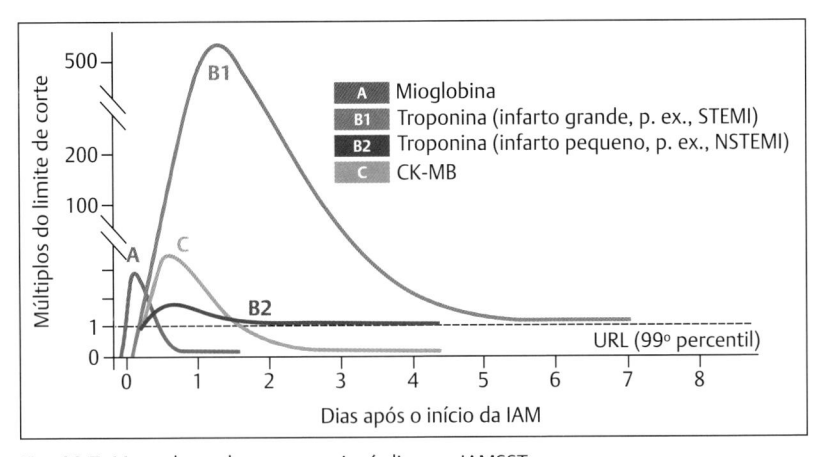

Fig. 16-5. Marcadores de necrose miocárdica em IAMSST.

Quadro 16-3. Condições que Devem ser Manejadas como IAM

Devem ser consideradas IAM quando associadas à clínica do paciente (SOCERJ – 2015)
Elevação de troponinas acima de 99% de normalidade em pelo menos uma amostra em 24 h
Elevação de pelo menos duas amostras de CPK-MB com intervalo mínimo de 4 horas com curva típica de elevação e queda
Elevação de CPK-MB de pelo menos 100% acima do limite superior sem outra causa definida

Fonte: Manual de Atualização e Conduta: Síndrome Coronariana Aguda (SCA) – SOCERJ.

Terapia Antiplaquetária nas SCA com ou sem Supradesnível do Segmento ST

Pacientes com SCA devem receber terapia antiplaquetária e, logo após a admissão, todos os pacientes com esse quadro devem receber ácido acetilsalicílico (AAS). Em terapia dupla, pode-se instituir o clopidogrel, prasugrel ou ticagrelor. As doses recomendadas estão detalhadas no Quadro 16-4.

Terapia Antitrombótica

A terapia de anticoagulação deve ser iniciada na admissão, em associação à terapia antiplaquetária. Deve-se utilizar durante a hospitalização por até oito dias ou até intervenção por angioplastia, ou 6 a 8 horas antes da cirurgia. As principais opções são a enoxaparina ou a heparina não fracionada (HNF). De maneira simples, a terapia antitrombótica pode ser resumida no Quadro 16-5. Entretanto, deve-se compreender que ajustes em salas de hemodinâmica, que não serão abordados neste capítulo, podem ser necessários.

Terapia Adjuvante nas SCA

Nitratos

Os nitratos são drogas adjuvantes muito importantes na terapia para a síndrome coronariana aguda, as indicações e doses estão indicadas no Quadro 16-6. Entretanto deve-se compreender que os nitratos não devem ser utilizados sempre e estão contraindicados em pacientes que utilizaram medicamentos inibidores da fosfodiesterase (sildenafila, vardenafila e tadalafila) nas últimas 24-48 horas. Também devem ser utilizados com cautela em pacientes com infarto do ventrículo direito.

Quadro 16-4. Doses para Terapia Antiplaquetária

Droga	Dose de ataque	Dose de manutenção
AAS	162-300 mg mastigação VO	81-100 mg/dia VO
Clopidogrel	600 mg (estratégia invasiva) ou 300 mg (estratégia conservadora) VO	75 mg/dia após casos de fibrinólise VO
Prasugrel (evitar em pacientes acima de 75 anos com história de AVE)	60 mg VO	10 mg/dia VO
Ticagrelor	180 mg VO	90 mg VO 12/12 h

Quadro 16-5. Doses para Terapia Antitrombótica

Droga	Dose de ataque	Dose de manutenção
Enoxaparina (< 75 anos)	30 mg IV em *bolus*	1 mg/kg SC 12/12 h
Enoxaparina (> 75 anos)	–	0,75 mg/kg SC 12/12 h
HNF	60 U/kg IV (máximo 4.000 U)	12 U/kg/h (máximo 1.000 U/h)

Quadro 16-6. Doses e Indicações para Uso de Nitratos

Droga	Dose	Indicação/observação
Dinitrato de isossorbida	5 mg SL	Pode ser a escolha inicial
Nitroglicerina IV	5 mL de nitroglicerina em soro fisiológico 0,9% ou soro glicosado 5%. Bomba de infusão 5-10 µg/min	Persistência da dor após três comprimidos de dinitrato de isossorbida

Quadro 16-7. Doses Recomendadas para Betabloqueadores

Droga	Dose
Metoprolol	50-100 mg VO 12/12 h
Atenolol	25-50 mg VO 12/12 h
Propranolol	20-80 mg VO 8/8 h
Carvedilol	3,125-25 mg 12/12 h

Betabloqueadores

Os betabloqueadores são importantes ferramentas no tratamento da SCA. Devem ser utilizados em todos os pacientes nas primeiras 24 horas e mantidos durante a internação. São contraindicados em pacientes com ICC, baixo débito cardíaco, bradicardia, bloqueio atrioventricular, pacientes com risco de choque cardiogênico. O Quadro 16-7 resume as opções de uso de betabloqueadores. Deve-se acompanhar cuidadosamente a frequência cardíaca mantendo uma meta de 50 a 60 bpm.

Morfina

Pode-se utilizar Sulfato de morfina 2-4 mg iniciais. Incrementa-se 2-8 mg com intervalos de 5-10 min. Atenção: se houver depressão respiratória, utilizar naloxona 0,4-2 mg. É contraindicada em casos de hipotensão e alergias. Pode ser utilizada em pacientes com dor torácica com controle difícil.

Estatinas

Devem ser iniciadas assim que for possível em todos os pacientes. Dentre as opções, pode-se lançar mão de atorvastatina (80 mg/dia), sinvastatina (40 mg/dia).

Terapia de Reperfusão para IAMSST

A terapia específica para IAMSST possui como grande diferencial a terapia de reperfusão miocárdica. Dentre as opções terapêuticas, podemos citar a angioplastia primária e o uso de trombolítico venoso. Entretanto, para utilizar a reperfusão miocárdica, deve-se preencher três critérios clínicos:

1. Sintomas compatíveis com IAM.
2. Supradesnível do segmento ST em duas ou mais derivações consecutivas ou evidência de bloqueio de ramo esquerdo (BRE) novo.
3. Tempo decorrido do início dos sintomas até a terapia de até 12 horas.

SÍNDROME CORONARIANA AGUDA

Quadro 16-8. Doses para Fibrinolíticos

Agente	Tratamento	Custo
Estreptoquinase	1,5 milhão UI em 100 mL de soro fisiológico 0,9% ou soro glicosado 5% em 30-60 min	+
Tenecteplase	Em *bolus* único (varia com o peso)	++++
Alteplase	Até 100 mg em 90 min (varia com o peso)	++++

Quadro 16-9. Contraindicações para o Uso de Fibrinolíticos

Absolutas	Relativas
- História de hemorragia intracraniana - Lesão vascular cerebral conhecida - Neoplasia intracraniana conhecida - Dissecção aguda de aorta - Trauma cranioencefálico nas últimas três semanas	- Idade funcional > 75 anos - Hipertensão arterial não tratável habitualmente - Endocardite infecciosa - Gravidez ou primeiro mês de puerpério - Doença hepática avançada - RCP prolongada; uso de anticoagulante oral

Quanto à escolha do tipo de terapia de reperfusão, sabe-se que a angioplastia primária é a melhor opção terapêutica. As outras opções serão selecionadas em casos que não seja possível a intervenção imediata com angioplastia.

A angioplastia primária é basicamente uma reabertura mecânica da artéria coronária ocluída, visando reduzir a necrose miocárdica. Esse procedimento é realizado com *stent* em unidade de hemodinâmica. Alguns autores apontam que o tempo limite de realização da angioplastia é de até 90 minutos do contato inicial ou até 120 minutos caso o paciente tenha sido transferido de um serviço que não houvesse angioplastia disponível.

Em casos de impossibilidade de angioplastia, deve-se optar pelo uso de fibrinolítico. Existem dois principais tipos, os inespecíficos (estreptoquinase) e os específicos (tenecteplase, alteplase) para fibrina. Na prática clínica, utiliza-se, geralmente, os específicos. As doses e especificações estão relacionadas no Quadro 16-8. É importante enfatizar que essas drogas possuem alto custo e, em alguns serviços do país, nem sempre estarão disponíveis.

Embora de grande utilidade, os fibrinolíticos são contraindicados em algumas situações, que podem ser encontradas no Quadro 16-9, entretanto deve-se sempre compreender e pesar o risco-benefício para o paciente em casos de contraindicação relativa.

BIBLIOGRAFIA

Atualização na Síndrome Coronariana Aguda. *Rev Soc Cardiol Est S Paulo* 2016 Abr/Jun;26(2).
Bassan F, Bassan R. Abordagem da Síndrome Coronariana Aguda. *Rev Soc Cardiol R Gran Sul.* 2006 Jan/Fev/Mar/Abr;(7).
Issa AFC *et al.* Manual de Atualização e Conduta: Síndrome Coronariana Aguda (SCA). SOCERJ. São Paulo: PlanMark; 2015.
Piegas LS. *et al.* V Diretriz da Sociedade Brasileira de Cardiologia sobre Tratamento do Infarto Agudo do Miocárdio com Supradesnível do Segmento ST. *Arq Bras Cardiol* 2015 Ago;105(2 Supl. 1).
World Health Organization. The top 10 causes of death. Geneva; 2018.

EDEMA AGUDO DE PULMÃO

Rayanne Kalinne Neves Dantas
Priscila Tavares Vitoriano

INTRODUÇÃO

O edema agudo de pulmão (EAP) constitui uma emergência clínica em que há acúmulo de fluidos no interstício pulmonar e espaços alveolares, sendo uma das principais causas de insuficiência respiratória em unidades de emergência. Nessa condição, o paciente apresenta-se, muitas vezes, extremamente dispneico, cianótico e agitado, com rápida evolução para torpor, depressão respiratória e, consequentemente, apneia com parada cardíaca. Porém, deve-se lembrar que essa patologia se apresenta dentro de um espectro clínico de perfis incipientes a graves e por isso a reavaliação constante é importante para um diagnóstico precoce e melhor desfecho.

Pelo seu diagnóstico ser eminentemente clínico, é fundamental que os profissionais do serviço de saúde estejam habilitados a reconhecer e iniciar o tratamento imediatamente, em qualquer estágio da doença, para diminuir morbimortalidade.

Existem dois tipos de EAP, um de origem cardíaca (cardiogênico), que é o foco do nosso capítulo, e outro não cardiogênico (choque, síndrome do desconforto respiratório agudo). O cardiogênico é uma condição grave de descompensações cardíacas e se demonstra como um quadro de insuficiência respiratória de rápido início e evolução.

FISIOPATOLOGIA

Fisiologicamente, o mecanismo responsável pelo movimento de líquido entre alvéolo e interstício é semelhante entre os dois tipos de EAP: ocorre em virtude, principalmente, do desequilíbrio das forças de Starling, com aumento da pressão hidrostática ou da permeabilidade dos capilares pulmonares, ou alterações na permeabilidade alveolocapilar. Ocorre transudação de fluidos para os espaços intersticial e alveolar do tecido pulmonar, causando um real afastamento entre o alvéolo e o capilar pulmonar subjacente. Isso gera um aumento do gradiente alvéolo-arterial de oxigênio e, consequentemente, hipoxemia (Quadro 17-1).

A sequência de acúmulo de líquido pode ser agrupada em três estágios, independentemente do mecanismo desencadeador:

1. Aumenta-se a pressão hidrostática capilar e o fluxo de líquidos dos capilares para o interstício, sem que haja aumento detectável do volume intersticial pulmonar, em virtude do aumento compensatório e concomitante da drenagem linfática.

2. O volume filtrado pelos capilares ultrapassa a capacidade de drenagem linfática compensatória, iniciando-se o edema intersticial propriamente dito. Inicialmente, esse processo acontece, em geral, junto aos bronquíolos terminais, onde a tensão intersticial é menor.
3. Os aumentos adicionais no volume intersticial terminam por distender os septos interalveolares e inundam os alvéolos.

Quadro 17-1. Mecanismos Desencadeantes de EAP

Desequilíbrio das forças de Starling

- Aumento da pressão capilar pulmonar
- Aumento da pressão venosa pulmonar sem insuficiência ventricular esquerda (estenose mitral)
- Aumento da pressão venosa pulmonar secundário à insuficiência ventricular esquerda
- Aumento da pressão capilar pulmonar secundário ao aumento da pressão arterial pulmonar (edema pulmonar por hiperperfusão)

Diminuição da pressão oncótica plasmática

- Hipoalbuminemia (síndrome nefrótica, doença hepática grave, enteropatia perdedora de proteína)

Aumento da negatividade da pressão intersticial

- Drenagem rápida de pneumotórax com aplicação de grandes pressões negativas (unilateral)
- Grandes pressões pleurais negativas por obstrução aguda das vias respiratórias com aumento do volume expiratório final (asma)
- Alterações da permeabilidade da membrana alveolocapilar (síndrome de angústia respiratória aguda)
- Pneumonia infecciosa (bacteriana, viral, parasitária)
- Inalação de toxinas (ozônio, cloro, dióxido de nitrogênio...)
- Substâncias estranhas circulantes (veneno de cobra, endotoxinas bacterianas)
- Aspiração de conteúdo gástrico ácido
- Pneumonite aguda por irradiação
- Substâncias vasoativas endógenas (histamina, cininas)
- Coagulação intravascular disseminada
- Imunológica (pneumonite por hipersensibilidade, leucoglutininas, nitrofurantoína)
- Traumatismo
- Pancreatite hemorrágica aguda

Insuficiência linfática

- Após transplante pulmonar
- Carcinomatose linfangítica
- Linfangite fibrosante (silicose)

Mecanismo desconhecido ou incompletamente conhecido

- Edema pulmonar de altas altitudes
- Edema pulmonar neurogênico
- Overdose de narcóticos
- Embolia pulmonar
- Eclâmpsia
- Após cardioversão
- Após anestesia
- Após circulação extracorpórea

Dentre as causas do EAP cardiogênico, as mais frequentes são:

- Insuficiência ventricular esquerda.
- Obstrução da valva mitral.
- Arritmias cardíacas.
- Hipervolemia.
- Insuficiência cardíaca congestiva descompensada.
- Infarto agudo do miocárdio (IAM).
- Cardioversão elétrica.
- Crise hipertensiva.

QUADRO CLÍNICO E DIAGNÓSTICO

O diagnóstico do EAP é essencialmente clínico, mas exames complementares devem ser utilizados como subsídios para avaliarmos as condutas terapêuticas a serem adotadas. Paralelamente ao diagnóstico e tratamento, faz-se urgente a elucidação da etiologia do EAP, pois a identificação do mecanismo desencadeador melhora o prognóstico do paciente.

As manifestações clínicas dependem do estágio em que se encontra o paciente:

- *Estágio 1:* encontra-se apenas a dispneia de esforço, podendo apresentar estertores inspiratórios ao exame físico.
- *Estágio 2:* o acúmulo inicial de líquido no interstício pulmonar pode comprometer as vias aéreas de pequeno calibre, principalmente nas bases pulmonares, gerando broncospasmo reflexo (asma cardíaca). Observa-se, também, a taquipneia, sibilos expiratórios e, eventualmente, ortopneia.
- *Estágio 3:* o acúmulo de grande volume de líquido no interstício pulmonar leva ao extravasamento para a luz alveolar, provocando um sério comprometimento da hematose. Nessa fase, o paciente se encontra com dispneia intensa, ansiedade, palidez, cianose, extremidades frias, fazendo uso da musculatura respiratória acessória. Se não tratado precocemente, pode levar à obnubilação e ao torpor, expressões clínicas da hipóxia grave, o evento mais temido no contexto, podendo evoluir para parada respiratória e óbito.

Esse quadro constitui uma experiência apavorante para o paciente, pois há sensação nítida de afogamento. Ademais, ocorre sobrecarga do ventrículo esquerdo em decorrência do esforço, o que, associado à piora da hipóxia, pode desencadear um círculo vicioso letal.

O exame físico, no estágio 3, revela presença de estertores crepitantes em "maré montante" ou bolhosos, roncos e sibilos à ausculta pulmonar, com início nas bases pulmonares e rápida progressão aos ápices. Os sibilos difusos, caso presentes, podem mimetizar um quadro de broncospasmo; isso ocorre em virtude do edema intersticial e peribrônquico, levando à redução do calibre da via aérea.

A ausculta cardíaca, apesar de dificultosa, pode revelar a presença de terceira bulha e hiperfonese do componente pulmonar da segunda bulha. Achados como sopros sistólicos e/ou diastólicos podem fornecer dicas sobre possíveis patologias valvares associadas, e a presença de atrito pericárdico pode indicar pericardite. A pressão arterial pode encontrar-se normal, elevada (em virtude da intensa atividade adrenérgica e quando associada à crise hipertensiva) ou diminuída (em estenose mitral grave, miocardiopatia avançada). Quando há hipotensão e choque circulatório, é sinal de falência do ventrículo esquerdo, o que piora bastante o prognóstico.

O exame radiológico de tórax revela velamentos pulmonares (áreas radiopacas) em intensidades variáveis, de acordo com os estágios da doença (Fig. 17-1). A área cardíaca

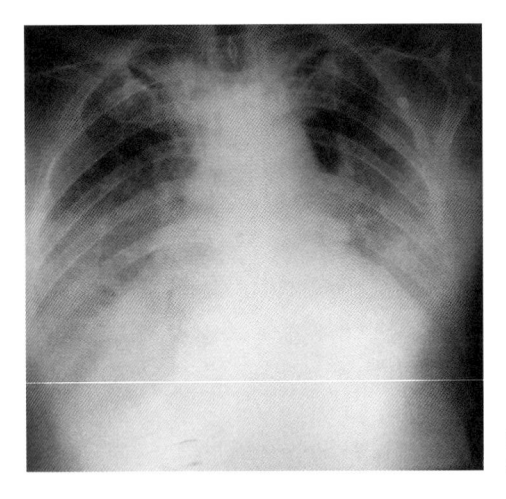

Fig. 17-1. Radiografia de tórax evidenciando edema alveolar em "asa de borboleta".

pode ser normal ou apresentar cardiomegalia, quando houver concomitância com aumento de ventrículo esquerdo. Na fase 1, vemos apenas a cefalização da vascularização pulmonar; na fase 2, observamos borramento para-hilar e linhas B de Kerley; e, na fase 3, edema alveolar em "asa de borboleta".

A gasometria arterial revela níveis progressivos de hipóxia. Nos estágios iniciais, há hipocapnia em decorrência da hiperventilação e da maior difusibilidade do gás carbônico pela barreira alveolocapilar, ou seja, alcalose respiratória. Com sua progressão, ocorre hipercapnia (acidose respiratória), que é um sinal de depressão respiratória.

Outros exames podem ser feitos, dependendo da indicação, como eletrocardiograma em pacientes com arritmias e com suspeita de síndrome coronariana aguda, dosagem de enzimas cardíacas para diferenciar infarto agudo do miocárdio sem supradesnível de ST e angina instável, ou ecocardiograma para descartar patologiais estruturais do coração.

Um método que tem se mostrado importante para o manejo em pacientes críticos é a ultrassonografia à beira do leito (POCUS – *Point of Care Ultrassound*), que vem evoluindo rapidamente com a disponibilidade de equipamentos portáteis. O uso dessa ferramenta no diagnóstico, monitorização e como guia para procedimentos pode impactar na evolução dos pacientes, nos cenários clínicos tanto hospitalares quando extra-hospitalares. A partir desse exame, pode-se observar linhas B, que representam o preenchimento de um septo interlobular ou intralobular por fluido.

TRATAMENTO

De maneira geral, o tratamento do EAP cardiogênico consiste em três etapas que se sobrepõem. A primeira etapa tem como objetivo conservar as funções respiratórias suficientemente para a manutenção da vida; a segunda etapa visa reduzir a pressão hidrostática capilar pulmonar; a terceira e última etapa busca tratar a etiologia e eliminar algum fator de descompensação da doença de base. Ao reduzir o líquido no interstício pulmonar, diminui-se o gradiente alvéolo-arterial e melhora-se a oxigenação.

O paciente deve ser mantido na posição sentada e, sempre que possível, com os membros inferiores pendentes, para reduzir o retorno venoso e a pressão hidrostática capilar pulmonar. Deve-se instituir monitorização, saturometria, acesso venoso periférico e oxigenoterapia de 5 a 6 L/min, sendo feita com ventilação não invasiva (CPAP, BIPAP) com pressão positiva. A modalidade binível pressórica (BIPAP) ocasiona o aumento do fluxo inspiratório e, consequentemente, do volume e da complacência pulmonar, favorecendo a troca gasosa e a ventilação alveolar. Essa medida é capaz de protelar, ou até evitar, a necessidade de intubação orotraqueal e ventilação mecânica em casos mais graves.

A furosemida é considerada fundamental no edema pulmonar, com dose de 20 a 80 mg EV, podendo ser repetida a cada 30 a 60 minutos. Possui ação venodilatadora imediata, que diminui a pré-carga, e diurética, que diminui a volemia. É importante salientar que, na falência ventricular esquerda aguda, como em quadros de isquemia, não se observa hipervolemia, devendo-se priorizar a vasodilatação e redução da pós-carga.

A redução rápida da pós-carga pode ser obtida com uso de vasodilatadores, desde que a pressão arterial sistólica possa ser assegurada em valores não inferiores a 90 mmHg. O vasodilatador usado geralmente é o nitroprussiato de sódio, de dose 0,1 a 0,2 mcg/kg/min EV (com aumento de 0,5 mcg/kg/min a cada 5 minutos). Ele melhora o desempenho do ventrículo esquerdo, diminui a pré- e a pós-carga, aumenta o débito cardíaco e diminui a pressão capilar pulmonar. Entretanto, prefere-se a nitroglicerina nos pacientes coronariopatas ou com pressão arterial não tão alta (pressão sistólica inferior a 180 mmHg). A nitroglicerina tem ação semelhante ao nitroprussiato, e sua dose é de 5 a 10 mcg/min EV, até dose máxima de 100 mcg/min.

Outra classe de medicamentos que pode ser utilizada são os inotrópicos, sendo representados pela Dobutamina. Todavia, sua indicação ocorre quando há falência cardíaca, como no choque cardiogênico.

O uso da morfina é controverso, pelo risco de depressão respiratória. Quando indicado, a dose a ser administrada é de 2 a 3 mL por via endovenosa a cada 5 a 10 minutos. Ela diminui o retorno venoso e a pressão diastólica final do ventrículo esquerdo e aumenta a venodilatação, além de provocar sedação, reduzindo o esforço respiratório e a ansiedade. Em caso de depressão respiratória, institui-se 0,4 a 2 mg de Naloxane.

Após as medidas iniciais de estabilização, as causas primárias para descompensação do quadro devem ser investigadas, pois a resolução completa do EAP pode necessitar de medidas específicas para a causa determinante.

BIBLIOGRAFIA

ACC/AHA/AAPA/ABC/ACPM/AGS/APhA/ASH/ASPC/NMA/PCNA. Guideline for the Prevention, Detection, Evaluation, and Management of High Blood Pressure in Adults - A Report of the American College of Cardiology/American Heart Association Task Force on Clinical Practice Guidelines. AHA Hypertension; 2017.
Bocchi EA et al. III Diretriz Brasileira de Insuficiência Cardíaca Crônica. *Arq Bras Cardiol* 2009;93(1 Suppl 1):3-70.
Braunwald E. Tratado de medicina cardiovascular. 9. ed. São Paulo: Roca; 2013. v.1-2.
Dexheimer NFL et al. Ultrassom pulmonar em pacientes críticos: uma nova ferramenta diagnóstica. *J Bras Pneumol* 2012;38(2):246-256.
Neto MJF et al. Avanços na ultrassonografia pulmonar. *Einstein* 2016;14(3):443-8.

Javier LC. O uso da Pressão Positiva Contínua nas Vias Aéreas em pacientes com Edema Agudo de Pulmão associado à Insuficiência Ventricular Esquerda. *Fisio Brasil* 2010;10(75):8-13.

Longo DL *et al*. Medicina Interna de Harrison. 18. ed. Porto Alegre: AMGH; 2013. v.1.

Magalhães CC *et al*. Tratado de Cardiologia da SOCESP. 3.ed. São Paulo: Manole; 2015. p. 1082-1089.

Montera MW *et al*. II Diretriz Brasileira de Insuficiência Cardíaca Aguda. *Arq Bras Cardiol* 2009;93(3 Suppl 3):2-65.

Ribeirro FGF, Monteiro PNS, Barroso AF. Tratamento de edema agudo de pulmão cardiogênico de um hospital de referência em cardiologia de Belém do Pará. Braz. *J Surg Clin Res* 2014;7(2):14-18.

Sociedade Brasileira de Cardiologia. 7ª Diretriz Brasileira de Hipertensão Arterial. *Arq Bras Cardiol* 2016;107(3 Supl. 3):1-83.

PERICARDITE AGUDA E TAMPONAMENTO CARDÍACO

CAPÍTULO 18

Maria Ângela Gonçalves Franco
Júlia Gabriela de Souza Bastos e Santos
Aristides Medeiros Leite

PERICARDITE AGUDA
Etiologia e Fisiopatologia (Quadro 18-1)
A inflamação aguda dos folhetos do pericárdio pode gerar uma síndrome com sinais e sintomas que perduram uma ou duas semanas. Apesar de poder estar presente em diversas doenças, a maior causa é idiopática ou viral. A fisiopatologia da pericardite aguda é simples e está relacionada com a resposta inflamatória no tecido pericárdico, tendo como consequência o aparecimento dos sintomas.

Quadro Clínico
A pericardite aguda se manifesta classicamente como uma síndrome febril, associada a dor torácica e atrito pericárdico. O paciente aparenta estar muito desconfortável e ansioso, podendo apresentar taquicardia sinusal e desconforto respiratório.

A dor torácica tem localização precordial ou retroesternal, do tipo contínua, com duração de horas ou dias, com irradiação para região cervical e trapézio. Piora com inspiração profunda, decúbito dorsal e melhora em posição sentada com o tronco inclinado para frente.

O atrito pericárdico é patognomônico da pericardite aguda, é característico e de fácil reconhecimento à ausculta. Ele possui três componentes que correspondem à sístole ventricular, enchimento protodiastólico e à contração atrial. É mais bem auscultado na borda esternal inferior esquerda e com o paciente inclinado para frente. É transitório, variando de intensidade durante o dia podendo inclusive desaparecer e retornar em outro momento.

Quadro 18-1. Etiologias de Doença Pericárdica

- Idiopática
- Viral
- Bacteriana
- Tuberculosa
- Fúngica
- Protozoários
- Imune-inflamatória
- Doença neoplásica
- Induzida por radiação
- Pós-cirurgia cardíaca
- Hemopericárdio
- Trauma

Exames Complementares e Diagnóstico

Não existe um exame padrão ouro para o diagnóstico da pericardite aguda, no entanto, a partir da clínica sugestiva em associação a exames complementares com alterações características é possível um diagnóstico preciso. Os exames fundamentais para a investigação são eletrocardiograma e ecocardiograma, mas ainda podem ser realizados radiografia de tórax, dosagem de enzimas cardíaca, troponina e hemograma.

Eletrocardiografia

O exame complementar mais importante na identificação da pericardite é a eletrocardiografia (ECG). O achado mais característico no ECG é a elevação do segmento ST, com aspecto côncavo, e onda T positiva e apiculada em todas as derivações, com exceção de aVR e, frequentemente, V1. Pode ser encontrado também a depressão do seguimento PR. (Fig. 18-1).

Há outras alterações subsequentes variáveis, alguns pacientes podem reverter ao normal em alguns dias. Outros podem ter o seguimento ST que estava elevado passando pelo ponto isoelétrico e progredindo pra depressão e inversão de onda T em derivações com complexo QRS verticais, podendo persistir por semanas ou meses.

Ecocardiografia

A ecocardiografia na maioria dos pacientes com pericardite aguda é normal, mas pode ser encontrado aumento do espessamento do pericárdio e derrame pericárdico. Tem sido usada para exclusão de um derrame silencioso, acompanhamento da resposta terapêutica e prognóstico.

Tratamento

Na maioria das vezes, a pericardite aguda é de causa idiopática ou viral, sendo autolimitada e necessitado apenas de tratamento sintomático e cuidados com as complicações. No entanto, a conduta inicial deve ser baseada na triagem das possíveis etiologias já elencadas e na detecção de derrame, para assim se fazer o tratamento específico.

De forma geral, o tratamento sintomatológico será iniciado com anti-inflamatório não hormonal (AINH). O ibuprofeno é a droga de escolha por ter um perfil muito seguro e ter menor quantidade de efeitos colaterais. Deve ser administrado em doses de 600 a 800 mg, três vezes ao dia, por duas a três semanas, podendo ser interrompido quando a dor não

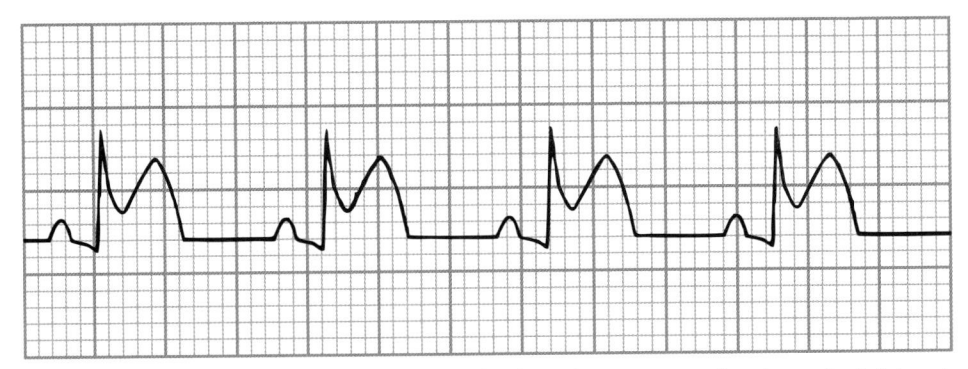

Fig. 18-1. ECG de um paciente com pericardite aguda, derivação DII, mostrando a depressão do intervalo PR, a elevação do seguimento ST e a onda T apiculada.

estiver mais presente. Para aqueles pacientes que apresentam pequenos derrames e respondem bem aos AINHs, não será preciso internação hospitalar. Enquanto aqueles que não têm uma boa resposta inicial, ou que se observe indícios de uma outra etiologia, deverão ser internados para melhor investigação e tratamento.

Alguns pacientes não respondem bem aos AINHs sendo necessário analgesia complementar com narcóticos e/ou ciclo breve de colchicina ou prednisona. A colchicina é preferida em relação ao corticoide e deve ser administrada em uma única dose de ataque com 2 a 3 mg, prosseguindo por mais 10 a 14 dias com dose diária de 1 mg. A prednisona quando usada, será na dose de 60 mg por dois dias, reduzindo progressivamente até completa retirada em uma semana.

DERRAME PERICÁRDICO E TAMPONAMENTO
Etiologia

O derrame pericárdico pode ser decorrente de qualquer tipo de pericardite, independente de sua etiologia. É comum logo após cirurgia cardíaca, mas, em geral, não causa tamponamento. Pode ocorrer devido a traumas fechados ou penetrantes, onde ocorre sangramento para o interior do saco pericárdico, como também pós-IAM quando ocorre ruptura ventricular, pode ser resultante de procedimentos cardíacos percutâneos ou implantações de dispositivos artificiais. Por fim, pode-se encontrar pacientes com derrame silenciosos e sem evidência de pericardite.

Os tamponamentos ocorrem em consequência do derrame e dependem do tamanho desse derrame e da velocidade com que se instalou. As causas que mais progridem para tamponamento são as bacterianas, incluindo as micobactérias, as fúngicas, as infecções associadas ao HIV e o envolvimento neoplásico.

Fisiopatologia

O derrame se instala em decorrência do processo inflamatório e/ou infeccioso que acometeu o pericárdio, da mesma forma ocorre quando há implantes tumorais nesses folhetos. No entanto, os linfomas em geral têm sua gênese na obstrução linfática causada pelo aumento dos linfonodos mediastinais.

Em virtude de uma continuidade no evento hemodinâmico de extravasamento de líquido, a partir de um derrame que pode ter efeitos minimamente detectáveis, podemos encontrar posteriormente um tamponamento, chegando a um colapso circulatório.

À medida que o saco pericárdico vai acumulando líquido, a pressão intrapericárdica se eleva e ultrapassa as pressões diastólicas atrial e ventricular direita, de forma que estas se elevam para acompanhar a pressão intrapericárdica e não haver colabamento de suas paredes. Com o passar do tempo, o aumento do derrame favorece ainda mais o aumento da pressão intrapericárdica, ultrapassando o valor das pressões diastólicas atrial e ventricular esquerda. Todas as câmaras cardíacas elevam sua pressão se igualando a pressão intrapericárdica para que não haja colabamento e, dessa forma, se dá a equalização de pressões cardíacas, que pode ser visualizada pelo cateter de Swan-Ganz.

Em consequência desse evento de equalização, haverá uma síndrome congestiva aguda, com congestão pulmonar e sistêmica, levando a uma turgência jugular patológica, e a diminuição do débito cardíaco, pela redução do volume de enchimento ventricular. Em resposta a esse quadro, há um aumento no estímulo adrenérgico e anulação parassimpática, causando taquicardia e aumento da contratilidade. Além disso, ocorre também vasoconstrição arterial periférica para compensar a hipotensão.

Duas anormalidades hemodinâmicas podem ser observadas no tamponamento cardíaco, a perda do momento descendente y da pressão venosa sistêmica e o pulso paradoxal. A alteração na curva de pressão venosa se dá pelo fato de o retorno venoso ocorrer apenas na sístole, pelo aumento das pressões intracavitárias na diástole. Fisiologicamente, o retorno venoso para os átrios se dá durante a sístole ventricular (descenso X) e durante a diástole (descenso Y). Como no tamponamento o retorno só ocorre após o descenso X, não existe o descenso Y e a curva de pressão venosa passa a ter apenas um descenso e a onda V emenda na onda A (Fig. 18-2).

O pulso paradoxal é o declínio anormal na pressão arterial sistêmica durante a inspiração, podendo inclusive estar ausente no derrame, apesar do batimento cardíaco estar mantido.

Na inspiração, há um aumento do retorno venoso para o coração direito, devido a redução da pressão intratorácica, isso faz com que haja um ligeiro desvio do septo interventricular em direção ao ventrículo esquerdo, fazendo com que ocorra uma diminuição do retorno venoso para o coração esquerdo e, consequentemente, uma redução da pressão arterial sistêmica. No tamponamento, a pressão intrapericárdica está elevada e exacerba esse fenômeno fisiológico, reduzindo a pressão arterial sistólica em mais de 10 mmHg ou causando desaparecimento do pulso arterial durante a inspiração (Fig. 18-3).

Quadro Clínico

O derrame pericárdico por si só não causa sintomas, no entanto, quando relacionado ao tamponamento, pode apresentar sintomatologia relacionada a redução do débito, dor pericárdica e sensação de desconforto.

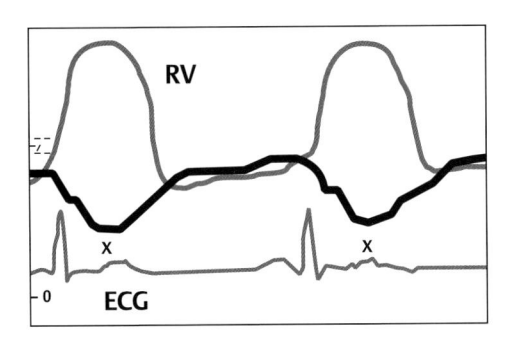

Fig. 18-2. Alteração na curva de pressão venosa no tamponamento com descenso Y *ausente*.

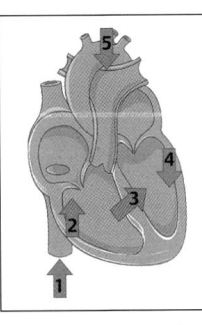

1. Inspiração aumenta o retorno venoso
2. O aumento do retorno venoso sobrecarrega o ventrículo direito
3. A sobrecarga do ventrículo direito leva ao abaulamento do septo interventricular
4. O abaulamento do septo interventricular reduz o enchimento ventricular, reduzindo o volume sistólico
5. A redução do volume sistólico leva a redução da pressão arterial sistólica

Fig. 18-3. Esquematização da fisiologia do pulso paradoxal.

O exame cardiovascular do derrame sem tamponamento estará normal, a menos que haja um derrame muito volumoso, no qual o *ictus cordis* pode estar difícil de palpar, as bulhas podem estar mais abafadas e pode-se auscultar o sopro tubário na axila ou base esquerda em virtude da compressão brônquica.

Quando o tamponamento se faz presente, o paciente exibe visível desconforto, sinais de redução de débito e de choque, como sudorese, taquipneia, extremidades frias, cianose periférica, depressão sensorial, taquicardia como mecanismo compensatório. Inicialmente, a hipotensão não está presente pelos mecanismos compensatórios citados, porém, com o aumento da pressão intrapericárdica esses mecanismos passam a não ser mais suficientes. A tríade de Beck, composta por hipotensão, bulhas hipofonéticas e turgência jugular patológica reflete uma condição grave de tamponamento cardíaco.

O pulso paradoxal é um dos principais achados do exame físico, porém pode não estar presente. Ele pode ser verificado por meio do esfigmomanômetro atentando para a PAS inicial, quando os sons de Korotkoff surgem e posteriormente a PAS quando os batimentos cardíacos deixam de variar com a respiração. Quando se ausculta os primeiros batimentos, percebe se que são fásicos e variam com a respiração, desaparecem durante a inspiração e são auscultados novamente durante a expiração, deve-se, então, anotar esta PA. Ao continuar desinsuflando o manguito lentamente, continua-se percebendo batimentos fásicos até que os batimentos que anteriormente variavam com a respiração, permaneceram audíveis durante todo o ciclo cardíaco e essa PA observada será subtraída da primeira para estabelecer se há ou não pulso paradoxal.

Exames Complementares e Diagnóstico

Atualmente, o método diagnóstico não invasivo padrão para detecção de derrames e avaliação do tamponamento é a ecocardiografia. Podem ser utilizados também com fim diagnóstico o ECG, radiografia de tórax, além de outras modalidades de imagens menos utilizadas, como tomografia computadorizada e ressonância magnética.

Ecocardiograma

No ecocardiograma (ECO), o derrame aparece como uma separação translúcida entre o pericárdio parietal e visceral. Para que seja classificado como derrame, essa separação deve estar presente em todo o ciclo cardíaco. Nos pequenos derrames, se observa inicialmente na porção de base posterior do ventrículo esquerdo. Conforme a efusão aumenta, o líquido se espalha para as porções anterior, lateral e para atrás do átrio esquerdo (Fig. 18-4).

Em geral, os tamponamentos ocorrem quando há um derrame circunferencial, no entanto, em algumas doenças pericárdicas e após cirurgia cardíaca, eles podem ser regionais, loculados ou ambos, e causar um tamponamento localizado.

Alguns achados específicos do ECO podem sugerir que o tamponamento seja grave, podendo causar complicações hemodinâmicas, como o colapso protodiastólico do ventrículo e átrio direito, ocorrendo na diástole ventricular. O colapso de ventrículo e átrio esquerdo são raros, mas podem ocorrer em derrames após cirurgia cardíaca.

Os registros da velocidade por Doppler mostram variação respiratória intensa nos fluxos venosos e valvares direitos e esquerdos, com aumento acentuado na inspiração no lado direito e redução à esquerda. É possível observar, também, que a maior parte do influxo venoso das veias cava e pulmonar ocorre durante a sístole ventricular, em virtude da redução do influxo venoso sistêmico protodiastólico com perda da descendente Y.

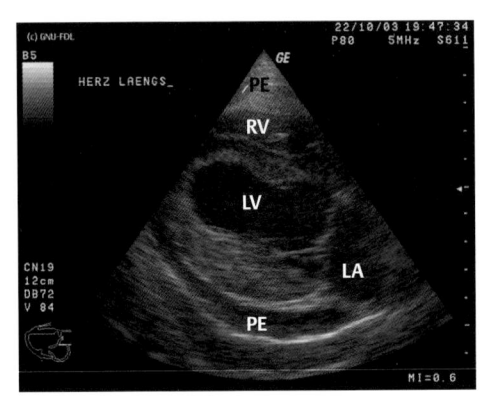

Fig. 18-4. ECO bidimensional de derrame pericárdico circunferencial extenso. LA: átrio direito; RV: ventrículo direito; LV: ventrículo esquerdo; PE: efusão/derrame pericárdico. (Extraída de: https://commons.wikimedia.org/wiki/File:Pericardial_effusion.jpg.)

Eletrocardiograma

As alterações que caracterizam o derrame pericárdico e tamponamento no eletrocardiograma são a redução da voltagem e alternância elétrica do complexo QRS. A alternância elétrica é bem mais específica que a redução da voltagem e é provocada pela oscilação do coração no sentido anteroposterior a cada batimento cardíaco, no entanto, ela fica relativamente insensível para os grandes derrames (Fig. 18-5).

Radiografia de Tórax

A radiografia não tem tanta importância diagnóstica até que se tenha um derrame de tamanho moderado. Quando esse se instala, é possível observar a silhueta cardíaca anteroposterior com aparência arredondada, em forma de moringa. Imagens laterais podem mostrar a separação da gordura parietal pericárdica do epicárdio, como uma linha translúcida entre a parede torácica e superfície anterior do coração, esse achado é chamado de sinal do coxim gorduroso. Os pulmões aparecem, caracteristicamente, com oliguemia.

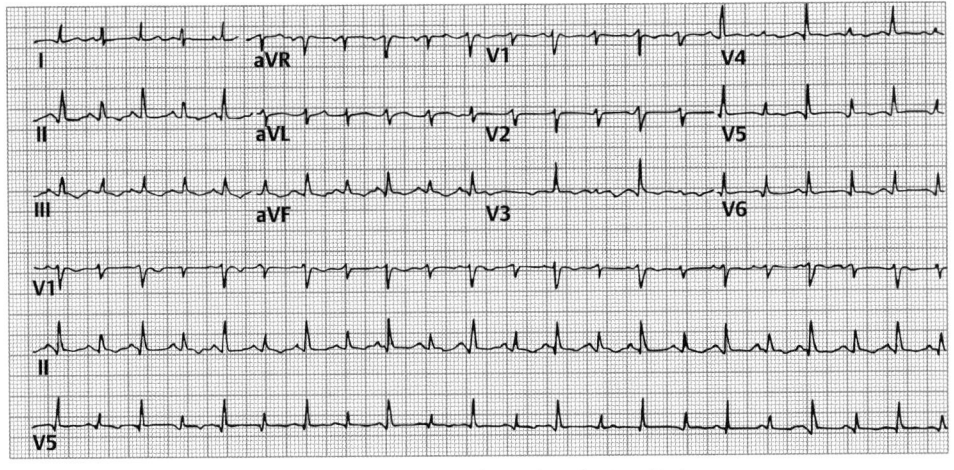

Fig. 18-5. ECG no tamponamento cardíaco mostrando as alternâncias elétricas.

Tratamento
Derrames sem Tamponamento ou sem Risco de Aparecimento
Diante de pericardites agudas, com derrames pequenos a moderados, ou até mesmo derrames mais extensos assintomáticos de provável causa crônica, em geral não está indicada a pericardiocentese. Ainda assim, a decisão pode ser tomada individualmente a depender do caso e, normalmente, quando realizada tem como propósito a investigação diagnóstica, podendo ser necessária a drenagem aberta, com biópsia.

Derrames com Tamponamento Presente ou Iminente
Pacientes com tamponamento presente ou iminente são emergência médica e precisam de internação hospitalar, monitorização hemodinâmica e ecocardiográfica. Esses pacientes geralmente necessitam de pericardiocentese, seja para tratar ou prevenir o tamponamento. Apesar disso, ainda é necessária uma abordagem individualizada e criteriosa. Alguns pacientes com tamponamento discreto de origem idiopática, podem ser tratados com um ciclo de colchicina e/ou AINHs, permanecendo monitorizados até que o derrame regrida, sendo essa monitorização hemodinâmica realizada por meio de um cateter arterial pulmonar de flutuação por balão.

O tratamento para a maioria desses pacientes é, de maneira geral, a drenagem do líquido pericárdico, de forma a reduzir a pressão intrapericárdica e melhorar a hemodinâmica. Anterior à drenagem, deve ser realizada hidratação intravenosa com o objetivo de melhorar a perfusão, especialmente naqueles pacientes que fizeram uso de diuréticos por diagnóstico equivocado de insuficiência cardíaca. Para aqueles em estado mais crítico, adiciona-se agentes inotrópicos positivos intravenosos como dobutamina e dopamina. Vale salientar que as medidas de hidratação e drogas inotrópicas positivas visam ganhar tempo e não devem substituir a pericardiocentese nem a retardar.

Derrames loculados, contendo coágulos ou material fibrinoso são motivos de preocupação, em virtude do risco e da dificuldade de realização da pericardiocentese. Dessa forma, quando necessária a drenagem, deve-se considerar um acesso aberto, por ser mais seguro e visando a obtenção de tecido pericárdico para biópsia e à criação de uma janela.

Posteriormente a pericardiocentese, é realizada uma nova ecocardiografia e, em muitos casos, o paciente permanece em monitorização hemodinâmica contínua para avaliar um possível reacúmulo de fluido. Em geral, o paciente permanece monitorizado por cerca de 24 horas e um ecocardiograma será feito antes da remoção do cateter, mas pode variar a depender do julgamento da equipe médica.

Análise do Líquido Pericárdico
Quando o diagnóstico ainda não é conhecido até a remoção do líquido, este deve ser avaliado após drenagem quanto a sua densidade específica, leucograma quantitativo e qualitativo, hematócrito e conteúdo proteico.

Apesar de a maioria dos derrames serem de conteúdo exudativo, quando há detecção de transudato, as possibilidades diagnósticas ficam bem mais reduzidas. O sangue no líquido pericárdico é um achado inespecífico e, em geral, sofre uma rápida fibrinólise. Podem haver derrames quilosos após lesões traumáticas ou cirúrgicas do ducto torácico, ou obstrução por processo neoplásico. Derrames ricos em colesterol ocorrem em hipotireoidismo grave. Pode ser feito cultura para detecção de bactérias ou fungos, exames para detecção de células malignas, além de outros testes específicos para tuberculose que não a cultura.

BIBLIOGRAFIA

https://commons.wikimedia.org/wiki/File:Pericardial_effusion.jpg.
Sociedade Brasileira de Cardiologia. I Diretriz Brasileira de Miocardites e Pericardites. 2013 Abr;100(4 supl. 1).
Zipes DP. Braunwald: Tratado de Doenças Cardiovasculares. 10. ed. Rio de Janeiro: Editora Elsevier; 2017.

EMERGÊNCIAS HIPERTENSIVAS

CAPÍTULO 19

Valeska Carvalho de França
Tiago Bruno Carneiro de Farias

INTRODUÇÃO

A hipertensão arterial sistêmica (HAS) é um importante problema de saúde pública, que apresenta abrangência mundial e altos custos para a saúde. O descontrole da pressão arterial (PA) pode apresentar-se agudamente por meio de uma crise hipertensiva, definida como elevação rápida e inadequada dos níveis de PA (PA diastólica $\geq$ 120 mmHg), a qual pode levar a um risco potencial ou iminente de vida. Ela pode ser classificada em emergência hipertensiva ou urgência hipertensiva.

A emergência hipertensiva ocorre quando a elevação acentuada da PA (PA diastólica $\geq$ 120 mmHg) está acompanhada de lesão de órgão-alvo (LOA). Enquanto que nas urgências hipertensivas há aumento da PA, também com diastólica $\geq$ 120 mmHg, na ausência de LOA.

Pacientes com PA elevada, queixando-se de cefaleia, dor torácica atípica, dispneia, estresse psicológico agudo e síndrome do pânico não caracterizam emergência ou urgência hipertensiva, eles são categorizados como pseudocrise hipertensiva. Devem ser avaliados quanto à adesão ao tratamento e a medicação anti-hipertensiva deve ser otimizada.

As emergências hipertensivas podem ser classificadas como segue no Quadro 19-1.

EPIDEMIOLOGIA

Estimativas apontam que a hipertensão arterial é responsável por aproximadamente 7,1 milhões de mortes por ano. No Brasil, afeta 32,5% da população, sendo a causa direta ou indireta de 50% das mortes por doenças cardiovasculares. Desses pacientes hipertensos, cerca de 1-2% irão desenvolver uma crise hipertensiva, seja ela uma urgência ou uma emergência hipertensiva.

A emergência hipertensiva é responsável por 1/4 dos casos de crise hipertensiva, sendo o acidente vascular encefálico (AVE) isquêmico e o edema agudo de pulmão (EAP) os mais frequentes.

ETIOLOGIA E FISIOPATOLOGIA

Os fatores que resultam em uma elevação súbita e inadequada da PA em hipertensos não são muito bem conhecidos, mas sabe-se que se deve a um aumento abrupto dos níveis de substâncias vasoconstrictoras, com consequente elevação da resistência vascular periférica.

Quadro 19-1. Classificação das Emergências Hipertensivas

Cerebrovasculares
- Encefalopatia hipertensiva
- Hemorragia intracerebral
- Hemorragia subaracnoide
- Acidente vascular encefálico isquêmico

Cardiocirculatórias
- Dissecção aguda de aorta
- Edema agudo de pulmão com insuficiência ventricular esquerda
- Infarto agudo do miocárdio
- Angina instável

Renais
- Lesão renal aguda rapidamente progressiva

Crises adrenérgicas graves
Crise do feocromocitoma
Dose excessiva de drogas ilícitas (cocaína, crack)

Hipertensão na gestação
Eclâmpsia
Pré-eclâmpsia grave
Síndrome "HELLP"
Hipertensão grave em final de gestação

O aumento da PA eleva a tensão de cisalhamento e a vasorreatividade, provocando lesão endotelial, aumento da permeabilidade vascular, ativação da cascata de coagulação e das plaquetas, além de deposição de fibrina. Como resultado desse processo, ocorre isquemia com liberação de mais substâncias vasoativas, culminando em um ciclo vicioso.

Em uma instância paralela, ocorre eliminação de sódio pelos rins pela PA elevada (natriurese de pressão), que estimula ainda mais a liberação de substâncias vasoconstritoras renais. É bastante comum que o sistema renina-angiotensina-aldosterona esteja ativado, com maior vasoconstricção e produção de citocinas pró-inflamatórias. Como resultado de todas essas etapas, há hipoperfusão dos órgãos com isquemia e disfunção, que se manifesta clinicamente como uma emergência hipertensiva.

DIAGNÓSTICO
Clínico
Deve-se, inicialmente, fazer a aferição da PA em ambos os braços em lugar calmo repetidas vezes até a estabilização, com um mínimo de 3 vezes. A história do paciente é de imprescindível importância, devendo ser abordado o seu nível habitual de PA, quais medicações faz uso, o grau de adesão ao tratamento e se já houve outras situações de emergência hipertensiva.

Além disso, deve-se questionar sobre a existência de comorbidades e situações que possam ter desencadeado a elevação da PA, como:

- Ansiedade.
- Dor.
- Uso excessivo de sal.

- Medicações que elevam a PA (p. ex., anti-inflamatórios, corticoides, descongestionantes nasais).
- Álcool.
- Uso de drogas ilícitas.

A abordagem deve ser direcionada para os sintomas relatados pelo paciente, que irão indicar se há ou não disfunção e qual sistema for acometido, como pode-se observar no Quadro 19-2.

Laboratorial

Os exames serão solicitados de acordo com os sintomas relatados pelo paciente e de acordo com o exame físico, devendo dois deles serem realizados de rotina – o **eletrocardiograma** e a **fundoscopia**.

Os demais exames que podem ser realizados estão esquematizados no Quadro 19-3.

Quadro 19-2. Avaliação Clínica de uma Emergência Hipertensiva de Acordo com Sistema Acometido

Sistema acometido	Sintomas	Exame físico
Cardiovascular	<ul><li>Dor/desconforto no:<ul><li>Tórax</li><li>Abdome</li><li>Dorso</li></ul></li><li>Dispneia</li><li>Fadiga</li><li>Tosse</li></ul>	<ul><li>FC e ritmo</li><li>Alteração de pulso</li><li>Galope</li><li>Sopros cardíacos, vasculares e estase jugular</li><li>Congestão pulmonar, abdominal e periférica</li></ul>
Nervoso	<ul><li>Tontura</li><li>Cefaleia</li><li>Alteração da visão, audição ou fala</li><li>Alteração do nível de consciência ou coma</li><li>Agitação</li><li>Delírio ou confusão</li><li>Déficits focais</li><li>Rigidez de nuca</li><li>Convulsão</li></ul>	
Renal e geniturinário	<ul><li>Alterações no volume ou frequência miccional</li><li>Alterações no aspecto da urina</li><li>Hematúria</li><li>Edema</li></ul>	<ul><li>Edema</li><li>Desidratação</li><li>Massas abdominais</li><li>Sopros abdominais</li></ul>
Ocular (fundoscopia)		<ul><li>Papiledema</li><li>Hemorragias</li><li>Exsudatos</li><li>Alterações nos vasos (espasmos, cruzamentos arteriovenosos patológicos, espessamento na parede arterial e aspecto em fio de prata ou cobre)</li></ul>

Quadro 19-3. Exames Diagnósticos Complementares

Sistema cardiovascular	■ Monitorização com ECG e saturação de O_2 ■ Radiografia de tórax ■ Ecocardiografia ■ Marcadores de necrose miocárdica ■ Hemograma ■ DHL ■ Angiotomografia e RM
Sistema nervoso	■ TC e RM de crânio ■ Punção lombar
Sistema renal e geniturinário	■ Urina tipo I ■ Creatinina ■ Ureia sérica ■ Eletrólitos (Na+, K+, Cl-) ■ Gasometria
Fundoscopia	■ Papiledema ■ Hemorragias ■ Exsudatos ■ Alterações vasculares (espasmos, cruzamentos arteriovenosos patológicos, espessamento na parede arterial e aspecto em fio de prata ou cobre)

Diagnóstico Específico das Emergências Hipertensivas

Encefalopatia Hipertensiva
Tríade clássica: hipertensão grave, alteração do nível de consciência e papiledema frequente.

Realizar TC de crânio para diagnóstico diferencial com tumores, hemorragias ou intoxicações.

Acidente Vascular Encefálico
Diagnóstico por meio do exame neurológico.

Deve-se utilizar a escala do NIHSS (National Institute of Health Stroke Scale) para avaliar a gravidade. Tomografia e ressonância magnética de crânio permitem diferenciar entre AVE isquêmico e hemorrágico, além de indicar a área acometida.

Dissecção Aguda da Aorta
Realizar ecocardiograma transtorácico e transesofágico (se possível).

Diagnóstico diferencial com IAM.

Pré-Eclâmpsia
PA elevada ($\geq$ 140/90 mmHg) e proteinúria maior que 300 mg/24 h após a vigésima semana de gestação.

TRATAMENTO
Abordagem Geral
O objetivo do tratamento é reduzir as LOAs, por meio da rápida identificação do problema, com início rápido das medicações anti-hipertensivas. O paciente deve ser admitido em

Quadro 19-4. Comparativo entre Emergência e Urgência Hipertensiva quanto a Diagnóstico, Tratamento e Acompanhamento

Urgência	Emergência
Nível pressórico elevado acentuado PAD > 120 mmHg	Nível pressórico elevado acentuado PAD > 120 mmHg
Sem LOA aguda e progressiva	Com LOA aguda e progressiva
Sem risco iminente de morte	Com risco iminente de morte
Combinação medicamentosa oral	Medicamento parenteral
Acompanhamento ambulatorial precoce (7 dias)	Internação em UTI

Adaptado de: 7ª Diretriz Brasileira de Hipertensão Arterial.

uma Unidade de Terapia Intensiva (UTI) e medicado por via intravenosa com anti-hipertensivos, com monitorização para evitar hipotensão.

Segundo a 7ª Diretriz Brasileira de Hipertensão, as metas de redução da PA durante uma emergência hipertensiva são:

- ↓ PA ≤ 25% na 1ª hora.
- ↓ PA 160/100-110 mmHg em 2-6 h.
- PA 135/85 mmHg 24-48 h.

Cada uma das emergências hipertensivas deve ser abordada de acordo com a fisiopatologia e o órgão-alvo acometido por meio de terapia anti-hipertensiva específica.

Dentre as emergências hipertensivas, as que requerem redução rápida da PA ainda na primeira hora de tratamento são dissecção aórtica, pré-eclâmpsia ou eclâmpsia grave e crise hipertensiva do feocromocitoma.

As diferenças na conduta e na apresentação das Urgências e Emergências hipertensivas estão agrupadas no Quadro 19-4.

Encefalopatia Hipertensiva
Nitroprussiato de sódio (Nipride®).

Acidente Vascular Encefálico (AVE)
AVE Hemorrágico
A PA deve ser reduzida para 140 mmHg com 1 hora de infusão IV de anti-hipertensivos e monitorização da PA a cada 5 min, para aqueles pacientes com PAS entre 150 e 220 mmHg e sem contraindicações para o tratamento.

Caso a PAS esteja acima de 220 mmHg, pode-se considerar a redução agressiva da PA, por meio da infusão contínua e monitoramento da PA.

AVE Isquêmico
Para os pacientes sem indicação de terapia trombolítica e PA > 220 × 120 mmHg, não se deve reduzir a PA em mais de 15-20%, mantendo a PAD entre 100-110 mmHg durante as primeiras 24h.

Não se deve instituir tratamento anti-hipertensivo inicialmente, a não ser que a PAS esteja acima de 220 mmHg ou a PAD acima de 120 mmHg.

Após o controle da PA, pode-se considerar o uso da terapia trombolítica: para aqueles com indicação de trombólise com PA > 185 × 110 mmHg, reduzir a PA abaixo de 185 × 105 durante pelo menos as primeiras 24 horas após a terapia trombolítica.

Síndromes Coronarianas Agudas

Os nitratos IV reduzem a resistência vascular periférica, melhoram a perfusão das coronárias e têm efeito vasodilatador sistêmico, com redução da pré-carga e do consumo de oxigênio pelo miocárdio.

O nitroprussiato de sódio (NPS) **não** deve ser utilizado por causa do mecanismo de roubo de fluxo dos vasos coronarianos, como resultado da vasodilatação generalizada.

Angina Instável/IAM sem Supra de ST/IAM com Supra de ST

Nas primeiras 48 horas, está indicada a nitroglicerina IV, exceto se houver uso de inibidores da fosfodiesterase nas últimas 24-48 horas.

Betabloqueadores IV: indicado para indivíduos com HA sem sinais de insuficiência cardíaca, disfunção sistólica ou risco para choque cardiogênico.

Edema Agudo de Pulmão

Para maiores informações ler capítulo de EAP.

Dissecção Aguda de Aorta

A piora do quadro está intimamente relacionada com níveis elevados de PA, de modo que a meta pressórica deve ser a mais baixa e rápida possível. Em 20 minutos a PAS deve ser igual a 120 mmHg.

Associar NPS (grande potência anti-hipertensiva) ao betabloqueador (BB) (reduz a frequência cardíaca, a contratilidade miocárdica e a PA. Em caso de intolerância ao NPS ou contraindicação ao BB, usar o trimetafan.

Uso de Substâncias Ilícitas

Uso de betabloqueadores, alfabloqueadores e bloqueadores de canal de cálcio.

Lesão Aguda Renal Rapidamente Progressiva

Definição: agravamento súbito da função renal em um período de 48 horas.

Hidralazina, diurético de alça e betabloqueador. Se não houver resposta, usar NPS até a diálise.

Eclâmpsia e Pré-eclâmpsia

O tratamento medicamentoso é indicado quando a PAS > 155-160 mmHg e na presença de sinais premonitórios. Utilizar preferencialmente hidralazina, podendo usar a NPS em caso de edema agudo de pulmão. Utilizar o sulfato de magnésio.

As doses e medicações estão resumidas no Quadro 19-5.

Quadro 19-5. Medicamentos Utilizados por Via Parenteral em Caso de Emergências Hipertensivas

Medicamento	Dose e administração	Início	Duração	Indicações
NPS	Infusão contínua IV 0,25-10 mg/kg/min 1 ampola de 50 mg (2 mL) em 250 mL de SG a 5%, iniciando com 5 mL/h e titular de acordo com a clínica	Imediato	1-2 min	Maioria das emergências hipertensivas
Nitroglicerina	Infusão contínua IV 5-10 mg/h	2-5 min	3-5 min	Insuficiência coronariana, insuficiência ventricular esquerda com EAP
Metoprolol	5 mg IV (repetir 10/10 min, se necessário até 20 mg)	5-10 min	3-4 h	Insuficiência coronariana, dissecção aguda de aorta (em combinação com NPS)
Hidralazina	10-20 mg IV ou 10-40 mg IM 6/6h	10-30 min	3-12 h	Eclampsia
Furosemida	20-60 mg (repetir após 30 min)	2-5 min	30-90 min	Insuficiência ventricular esquerda com EAP, situações de hipervolemia

Fonte: 7ª Diretriz Brasileira de Hipertensão Arterial.

BIBLIOGRAFIA

ACC/AHA/AAPA/ABC/ACPM/AGS/APhA/ASH/ASPC/NMA/PCNA guideline for the prevention, detection, evaluation, and management of high blood pressure in adults: a report of the American College of Cardiology/American Heart Association Task Force on Clinical Practice Guidelines. *J Amer Coll Cardiol* 2018;71(19):e127-e248.

Ault MJ, Ellrodt AG. Pathophysiological events leading to the end-organ effects of acute hypertension. *Amer J Emerg Med* 1985;3(6):10-15.

Chobanian AV. Joint National Committee on Prevention, Detection, Evaluation, and Treatment of High Blood Pressure. National Heart, Lung, and Blood Institute. *Hypertension* 2003;42:1206-1252.

Malachias MVB et al. 7ª Diretriz Brasileira de Hipertensão Arterial. *Arq Bras Cardiol* São Paulo 2016;107(3):1-84.

Connors NJ, Hoffman RS. Experimental treatments for cocaine toxicity: a difficult transition to the bedside. *J Pharmacol Experim Therap* 2013;347(2):251-257.

Han Y, Runge MS, Brasier AR. Angiotensin II induces interleukin-6 transcription in vascular smooth muscle cells through pleiotropic activation of nuclear factor-κB transcription factors. *Circul Research* 1999;84(6):695-703.

Khan IA, Nair CK. Clinical, diagnostic, and management perspectives of aortic dissection. *Chest* 2002;122(1):311-328.

Magalhães CC. Tratado de Cardiologia SOCESP. 3. ed. São Paulo; 2015.

Moffitt EA. Pathogenesis of Paroxysmal Hypertension Developing during and after Coronary Bypass Surgery: A Study of Hemodynamic and Humoral Factors. *Surv Anesthesiol* 1981;25(5):301.

Papadopoulos DP. et al. Hypertension crisis. *Blood Press* 2010;19:328-36.

Praxedes JN et al. Encontro multicêntrico sobre crises hipertensivas–relatório e recomendações. *J Bras Nefrol* 2001;23(supl 3):1-20.

Scala LC, Magalhães LB, Machado A. Epidemiologia da hipertensão arterial sistêmica. In: Moreira SM, Paola AV; Sociedade Brasileira de Cardiologia. *Livro da Sociedade Brasileira de Cardiologia*, 2.ed. São Paulo: Manole;2015. p. 780-5.

ÍNDICE REMISSIVO

Entradas acompanhadas por um **q** em **negrito** e por um *f* em *itálico*, referem-se a quadros e figuras, respectivamente.

A

Abscesso(s)
　esplênicos, 94
　miocárdico, 94
Acidente vascular encefálico (AVE), 160
　angina instável, 162
　e fibrilação atrial, 112
　hemorrágico, 161
　isquêmico, 160
Adenosina intravenosa
　administração de, 105
American Heart Association (AHA), 45
　dados da, 45
Angina estável, 55
　aparecimento e/ou agravamento da, **57q**
　classificação
　　da dor torácica, **56q**
　diagnóstico, 56
　epidemiologia, 55
　etiologia e fisiopatologia, 55
　exames complementares, **57q**
　introdução, 55
　tratamento, 58
　　medidas farmacológicas, 59
　　　aspirina, 59
　　　betabloqueadores, 60
　　　bloqueadores de canais de cálcio, 60
　　　ivabradina, 60
　　　nitratos, 59
　　　trimetazidina, 60
　　medidas não farmacológicas, 59
Angina pectoris, 87
Anticoagulação oral, 69
　novos anticoagulantes
　　e suas aplicações no Brasil, **69q**

Aorta
　dissecção aguda da, 160
Artralgia, 77
　manifestações, 77
Artrite
　e febre reumática, 75
　　apresentação, 75
　　diagnóstico diferencial, 75
　　sinais e sintomas, 75
Atrito pericárdico, 8
　características do, 8
Atropina
　para tratamento das bradicardias, 122
Ausculta
　focos de, 4
Austin-Flint
　sopro de, 89
Automatismo anormal, 103

B

Betabloqueadores
　de canais de cálcio, 107
　para tratamento da síndrome coronariana
　　aguda, 140
Bloqueios
　atrioventriculares, 119
　sinoatrial, 119
Bradiarritmias, 117
　etiologia, 117
　formas de apresentação, 118
　introdução, 117
　　definição, 117
　manifestações clínicas, 118
　tratamento, 121
　　atropina, 122

165

epinefrina e dopamina, 123
estimulação transcutânea, 122
estimulação transvenosa, 123
resumo do, **122q**
Bradicardia
  sinusal, 118
Bulhas
  acessórias, 6
    ausculta das, 7
  cardíacas, 5
    alterações das, 6
    sonograma das, *5f*
  palpáveis, 4

C

Cardiologia
  exames complementares em, 11
    introdução, 11
    teste ergométrico, 11
Cardioversão
  elétrica, 115
  farmacológica, 115
Cardite, 75
  classificação, 75, **76q**
  definição, 75
Cardiomiopatia
  hipertrófica, 106
Cateterização, 15
  avaliação das artérias coronárias, 15
  definição, 15
  indicações, 15
Cintilografia miocárdica, 14
  definição, 14
  finalidade, 14
Coração
  anamnese, 1
  câmaras, 1
  cliques e estalidos no, 8
    características, 8
    classificação, 8
  extensão, 2
  inspeção, 2
  intensidade, 2
  localização, 2
  mobilidade, 2
  tamanho, 1
Coreia de Sydenham, 76
  apresentação, 76
  características, 77
  diagnóstico, 76
  ocorrência, 76

D

Derivações periféricas
  bipolares, 24
  precordiais, 24
  unipolares, 24
Derrame pericárdico e tamponamento, 151
  etiologia, 151
  exames complementares e diagnóstico, 153
    ecocardiograma, 153
    eletrocardiograma, 154
    radiografia de tórax, 154
  fisiopatologia, 151
  quadro clínico, 152
  tratamento, 155
    análise do líquido pericárdico, 155
    derrames com tamponamento, 155
    derrames sem tamponamento, 155
Digitálicos
  na insuficiência cardíaca, 53
Dobutamina
  ecocardiograma sob estresse com, 87
Doença de Chagas, 98
Duke
  critérios de, 93
    modificados, **94q**

E

Eclâmpsia
  e pré-eclâmpsia, 162
Ecocardiografia, 83, 100
  transtorácica, 49
    avaliação com, 49
    definição, 49
Ecocardiograma, 14, 150
  bidimensional, *14f*
  definição, 13
  indicações, 15
  interpretação, 15
  na avaliação da função cardíaca, 14
  transesofágico, 94
Edema agudo de pulmão, 143
  fisiopatologia, 143
  introdução, 143
    definição, 143
    tipos de, 143
  mecanismos desencadeantes, **144q**
  quadro clínico e diagnóstico, 144
  tratamento, 146
Eixo cardíaco, 24
Eletrocardiograma, 12, 100, 134, 150
  marcapasso no, 127
  normal, 23, 29
    derivações, 23

eixo cardíaco, 24
introdução, 23
malha de, 26
traçados no, 26
  complexo QRS, 28
  intervalo PR, 28
  intervalo QT, 28
  onda P, 26
  onda T, 28
  segmento ST, 28
Embolectomia, 70
  indicações, 70
Emergências hipertensivas, 157
  avaliação clínica, **159q**
  classificação, **158q**
  diagnóstico, 158
    clínico, 158
    específico, 160
    laboratorial, 159
  epidemiologia, 157
  etiologia e fisiopatologia, 157
  exames diagnósticos
    complementares, **160q**
  introdução, 157
  tratamento, 160
    abordagem geral, 160
    medicamentos utilizados, 163
Encefalopatia hipertensiva, 160
Endocardite infecciosa, 91
  complicações, 94
  critérios de Duke modificados, **94q**
  diagnóstico, 92
    clínico, 92
    laboratorial, 93
  epidemiologia, 91
  etiologia e fisiopatologia, 91
  introdução, 91
    definição, 91
  tratamento, 95
Enterococcus, 92
Epinefrina
  no tratamento das bradicardias, 123
Eritema *marginatum*, 77
  características, 77
  duração, 77
  manifestações, 77
  ocorrência, 77
Escore de Wilkins, **83q**
Estatinas
  no tratamento da síndrome
    coronariana aguda, 140
Estenose aórtica, 86
  classificação, **87q**

diagnóstico, 87
  clínico, 87
  exames complementares, 87
etiologia e fisiopatologia, 86
tratamento, 88
  clínico, 88
  intervencionista, 88
Estenose mitral, 82
  diagnóstico, 82
    clínico, 82
    exames complementares, 83
    quantificação da, **83q**
  escore de Wilkins, **83q**
  etiologia e fisiopatologia, 82
  quantificação, **83q**
  tratamento, 84
    farmacológico, 84
    intervencionista, 84
Estimulação
  transcutânea, 122
    definição, 122
  transvenosa, 123
    definição, 123
Exame
  cardíaco, 1
    anamnese, 1
    atrito pericárdico, 8
    ausculta, 4
      alterações na, 5
      bulhas cardíacas, 5
      focos de, 4
      semiotécnica, 4
    cliques e estalidos, 8
    desdobramento, 6
    extensão, 3
    inspeção, 2
      abaulamentos e retrações, 2
      ictus cordis, 2
      palpação, 2
      pulsações, 2
    intensidade, 3
    localização, 2
    mobilidade, 3
      bulhas palpáveis, 4
      frêmito catário, 3
      frêmito pericárdico, 3
    ruídos acessórios, 6
    sopros, 7
  vascular periférico, 8
    ausculta, 9
    inspeção, 8
    palpação, 8
    sinais e sintomas, 8

F

Febre reumática, 73, 85, 86
  diagnóstico, 74
    critérios de Jones modificados, 74
    critérios maiores, 74
    critérios menores, 77
    exames complementares, 77
  epidemiologia, 73
    taxas de incidência, 73
  etiologia e fisiopatologia, 73
  introdução, 71
  profilaxia, 79
    categorias, 79
  tratamento, 78
    medicações, indicações e posologias, **80q**
Fibrilação atrial, 111
  classificação, 111
    duração, 112
    forma de apresentação, 111
    tempo de início, 111
  complicações, 112
    acidente vascular encefálico (AVE), 112
  diagnóstico, 112
    exames complementares, 112
      características da ECG, 112
    manifestações clínicas, 112
  fatores predisponentes, 111
  introdução, 111
    definição, 111
  terapia antitrombótica, 113
  tratamento, 115
    crônico, 115
      estratégias, 115, 116
    de fase aguda, 115
      elétrica, 115
      farmacológica, 115
Fibrinolíticos, 70
  contraindicações para o uso de, **141q**
  doses, 70, **141q**
  eficácia, 70
  indicações, 70
Frêmito
  catário, 3
  pericárdico, 3
Frequência cardíaca, 12
  no teste ergométrico, 12

G

Glomerulonefrites, 93

H

HACEK
  microrganismos, 92, 93
  grupo, 95

Heparina, 68
  de baixo peso molecular, 68
  não fracionada, 68
Hidralazina
  na insuficiência cardíaca, 53
Hipertensão arterial sistêmica, 31
  classificação, 32
  complicações, 38
  diagnóstico, 32
    avaliação do paciente hipertenso, 34
  epidemiologia, 31
  etiologia e fisiopatologia, 32
    da hipertensão essencial, 32
  fatores de risco, 31
  introdução, 31
  tratamento, 38
    decisão terapêutica, 38
    medicamentoso, 40
      objetivo do, 40
    metas pressóricas, 39
    não medicamentoso, 39
Holter, 16
  alterações registradas, 16
  definição, 16
  funções, 17
  indicação, 16, 17
  método, 16
  vantagens e limitações, 17

I

Ibuprofeno
  no tratamento da pericardite aguda, 150
Ictus cordis, 2
Insuficiência aórtica, 88
  diagnóstico, 89
    clínico, 89
    exames complementares, 89
  etiologia e fisiopatologia, 88
  sinais semiológicos, **89q**
  tratamento, 90
    cirúrgico, 90
    clínico, 90
Insuficiência cardíaca, 45
  classificação, 47
  diagnóstico, 48
  epidemiologia, 45
  etiologia, 46
  fisiopatologia, 45
    mecanismos compensatórios, 46
      sistema nervoso simpático, 46
      sistema renina-angiotensina-
        aldosterona, 46
    mecanismos contrarregulatórios, 47
      peptídeos natriuréticos, 47

introdução, 45
sinais e sintomas, **48q**
tratamento, 50
  farmacológico, 51
    medicamentos que devem ser evitados, **50q**
    medicamentos usados, **52q**
Insuficiência mitral, 85
  classificação, **86q**
  diagnóstico, 85
    clínico, 85
    exames complementares, 85
  etiologia e fisiopatologia, 85
  tratamento, 86
    cirúrgico, 86
    clínico, 86
Ivabradina, 53

J
Janeway
  manchas de, 93
Jones
  critérios de, 74
    modificados, **74q**

L
Líquido pericárdico
  análise do, 155
Lisinopril
  no tratamento da hipertendão arterial sistêmica, **42q**
Losartan
  no tratamento da hipertensão arterial sistêmica, **42q**

M
Manchas de Janeway, 93
Manchas de Roth, 93
Manobra de Valsalva, 104
Marcapasso cardíaco
  noções sobre, 125
    complicações, 130
    indicações de uso, 126
    introdução, 125
    modo de funcionamento, 128
      modos de estimulação, 128
    no eletrocardiograma, 127
    tipos de, 125
      definitivo, 125, *126f*
      provisório, 125
Miocardiopatias, 97
  dilatada, 97
    diagnóstico, 99

etiologia e fisiopatologia, 97
infecciosa, 98
outras, 98
tratamento, 99
hipertrófica, 99
  diagnóstico, 100
    ecocardiografia, 100
    eletrocardiografia, 100
    outros exames, 100
  etiologia e fisiopatologia, 99
  tratamento, 100
introdução, 97
quadro clínico, 97

N
Neprilisina
  inibidores da, 52
Nitratos, 139
  doses e indicações para uso de, **140q**
  para tratamento da síndrome coronariana aguda, 139
Nódulos de Osler, 93
Nódulos subcutâneos, 77
  características, 77
  localização, 77
  manifestações, 77
  ocorrência, 77

O
Organização Mundial da Saúde, 133
Osler
  nódulos de, 93

P
Paciente hipertenso
  avaliação, 34
    anamnese, 34
    estratificação de risco cardiovasculares, 36
    exame físico, 34
    exames complementares, 35
Pausas sinusais, 118
Pentassacarídeo, 68
Peptídeos natriuréticos, 49
Pericardite aguda, 149
  etiologia e fisiopatologia, 149
  exames complementares e diagnóstico, 150
    ecocardiografia, 150
    eletrocardiografia, 150
  quadro clínico, 149
  tratamento, 150
Pressão arterial, 12
  aumento da
    no teste ergométrico, 12

R

Radiografia de tórax, 18, 85
  definição, 18
  interpretação, 18
    em incidência posteroanterior, 18
    em perfil, 19, *19f*
  nas doenças cardiovasculares, 20
    câmaras cardíacas, 20
    grandes vasos, 20
    pericárdio, 20
  no derrame pericárdico, 154
  técnica, 18
  utilidade nos dispositivos de implantes, 20
  valor diagnóstico, 18
  vantagens e limitações, 20
Ressonância magnética, 100
  cardiovascular, 21
  definição, 21
Roth
  manchas de, 93

S

Semiologia cardiovascular, 1
  exame cardíaco, 1
  exame vascular periférico, 8
Síndrome coronariana aguda, 133
  diagnóstico, 134
    IAM com supradesnível
      no segmento ST, 136
        eletrocardiografia, 136
        marcadores de necrose
          no miocárdio, 136
    IAM sem supradesnível do segmento ST, 134
      eletrocardiografia, 134
      marcadores de necrose
        no miocárdio, 135
  etiologia e fisiopatologia, 133
  introdução e epidemiologia, 133
  tratamento, 138
    terapia adjuvante, 139
      betabloqueadores, 140
      estatinas, 140
      morfina, 140
      nitratos, 139
    terapia antiplaquetária, 139
    terapia antitrombótica, 139
    terapia de reperfusão, 140
Síndrome do marcapasso, 130
Sistema nervoso simpático, 46
Sistema renina-angiotensina-aldosterona, 46
Sonograma
  das bulhas cardíacas, *5f*
  dos sopros cardíacos, *7f*

Sopro(s), 7
  cardíacos, 93
  de Austin-Flint, 89
  investigação dos, 7
  ocorrência, 7
Streptococcus
  aureus, 92
  grupo *viridans*, 92

T

Takotsubo
  miocardiopatia de, 98
Taquiarritmias, 103
  etiologia, 103
  introdução, 103
  pré-excitação ventricular, 108
  tipos, 104
    atriais, 104
    supraventricular paroxística, 104
    ventriculares, 106
      diagnóstico diferencial, 107
Terapia de ressincronização cardíaca (TRC), 53
Teste ergométrico, 11, 87, 100
  associado a outros métodos, 14
  contraindicações, 14
  definição, 11
  indicações, 13
  interpretação, 12
    sinais e sintomas, 12
  metodologia, 11
  na doença arterial coronariana, 13
  utilidade, 11
Teste genético, 100
Tomografia computadorizada, 20
  avaliação diagnóstica, 20
  do coração, 21
  indicações, 21
  vantagem, 20
Tripanossoma cruzi, 98
  e a doença de Chagas, 98
Tromboembolismo pulmonar, 62
  classificação, **64q**
  diagnóstico, 64
    clínico, 64
    laboratorial e imaginológico, 65
  epidemiologia, 62
  etiologia e fisiopatologia, 62
  fatores de risco, **64q**
  introdução, 62
  tratamento, 68
    alto risco, 70
    baixo risco, 68

U

Ultrassonografia
  à beira do leito, 146

V

Valsalva
  manobra de, 104
Valvopatias, 81
  epidemiologia, 81
  estenose aórtica, 86
  estenose mitral, 82
  insuficiência aórtica, 88
  insuficiência mitral, 83
  introdução, 81
    definição, 81
    manifestações, 81
Varfarina, 69
Verapamil
  nas miocardiopatias, 100

W

Wells
  escore de, **65q**
Wilkins
  escore de, **83q**